AF613760

De la Race Bovine Limousine

DANS SES RAPPORTS

AVEC L'HYGIÈNE & LA ZOOTECHNIE

PAR

J. RIVET

MÉDECIN-VÉTÉRINAIRE A LIMOGES

Chevalier du Mérite Agricole

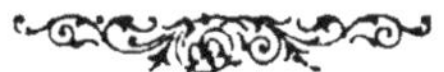

IMPRIMERIE COMMERCIALE PERRETTE

LIMOGES

INTRODUCTION

Avant d'aborder la question relative à l'application stricte et rigoureuse des données de la zootechnie en vue de modifier ou d'augmenter les aptitudes préexistantes de la race Limousine, il est bon, je crois, de déterminer ce qu'on entend par le mot race.

Par le mot race, on désigne un assemblage d'individus de la même espèce, revêtant les mêmes caractères de forme, de robe, d'aptitudes etc., et étant par conséquent soumis aux mêmes effets de climatologie, de régime, etc.

Les races se sont dessinées au fur et à mesure que l'agriculture a fait des progrès et que la culture a permis de fournir tels ou tels éléments indispensables à l'alimentation. En effet, cela est si vrai que si nous consultons les livres anciens, nous apprenons que depuis les temps les plus reculés jusqu'à la mort de Charlemagne, il n'a pas été question de spécifier les races. — Vers ces époques, Arrien parlait des chiens Gaulois, sans définir leurs caractères spécifiques et malgré l'opinion contraire de Xénophon. il les citait seulement comme forçant très bien un lièvre. Le dictionnaire de Liger, publié en 1751, ne parle pas du tout du sens qu'on doit accorder au mot race. Le dictionnaire de Noël Chomel, corrigé et augmenté par de Lamarre en 1767, ne parle pas non plus des races ; mais si nous arrivons à une époque plus avancée, nous voyons que les différentes espèces animales sont divisées en races, et le dictionnaire raisonné d'agriculture de Richard du Cantal, publié en 1855, nous fait un portrait très correct de ce qu'on doit appeler race. Ainsi après avoir cité comme races principales et distinctes entre elles : la race de Salers, la Cotentine, l'Agenaise, la Charolaise, celle d'Aubrac, la Bretonne, celle de Flandre, de la Franche-Comté, la Limousine, il s'exprime ainsi : « On peut lutter contre la puissante action de la nature, des lieux ; elle s'opérera malgré nous, parce qu'elle est la conséquence d'une loi naturelle, immuable. »

On a dispersé nos chevaux, ajoute-t-il, de races d'espèce légère, qui devaient obtenir des succès sur les hippodromes ; on les a placés indistinctement dans tous les points. Mais comme ces reproducteurs ne peuvent convenir à toutes les conditions climatériques, de nourriture, de sol, il en résulte que ces étalons ne peuvent non plus répondre à ces exigences de la nature des lieux, par rapport, soit à leurs produits, soit à leurs habitudes, à leurs aptitudes et à leurs ressources. Il en est donc résulté une perturbation dans la production et par conséquent la destruction des caractères de la race locale ; d'où il résulte que lorsqu'une race est bonne, le meilleur moyen de la conserver, c'est de la perfectionner par elle-même, c'est-à-dire, par la sélection et de ne pas admettre le type étranger pour la croiser, sauf quelques exceptions bien étudiées.

Du reste, lorsqu'une race a besoin d'être modifiée suivant les exigences nouvelles, il faut toujours choisir des reproducteurs qui se rapprochent le plus de son type original. Dans cette circonstance, le régime alimentaire doit jouer un grand rôle ; sans son action améliorante, on échouera : la nature ne rend qu'en raison de ce qu'elle reçoit, c'est là une règle générale qui n'a pas d'exception dans le gouvernement des règnes organiques.

Ces grands principes, édictés par Richard du Cantal, visent tout aussi bien l'espèce bovine que l'espèce chevaline et malgré les idées d'ordre contraire qui pourraient nous être opposées, nous nous baserons sur ces données pour faire une application des mots : *climat, sol, régime,* comme synonymes *d'agents principaux* agissant sur les aptitudes d'une espèce pour en faire une race particulière.

Nous allons passer en revue ces trois points principaux qui nous expliqueront bien vite les aptitudes que nous retrouvons dans la race Limousine et nous chercherons ensuite les moyens à mettre en pratique pour améliorer ces aptitudes, en nous aidant des règles de la zootechnie et de l'hygiène.

I. Climat. — Le climat relativement tempéré du Limousin, n'a qu'une action peu marquée sur les caractères de la race, puisque, comme nous le verrons plus tard, on a déjà pu provoquer de sérieuses améliorations en modifiant les deux autres agents : le *sol* et par suite les *plantes* qu'il fournit pour constituer le régime alimentaire.

II. Sol. — Le sol du Limousin, peu fertile en général, granitique en certains points, reposant dans d'autres sur des roches primitives ou de transition, ne produit, comme l'indique la flore, que des plantes petites, fines, aromatiques, ne possédant pas assez de principes nutritifs pour fournir les éléments nécessaires au développement de la musculature des animaux de notre race. Si on rencontre au fond des vallées quelques endroits qui paraissent fertiles, ces points sont presque tous marécageux et les plantes qu'ils produisent, quoique plus abondantes, sont, en revanche, de plus mauvaise qualité et à ce titre on peut citer les herbes classées dans la famille des

Joncées et des *Cypéracées*. — Seules, les prairies bien entretenues par la fumure produisent des plantes d'un développement remarquable.

III. Régime. — Le régime est composé encore, dans la plupart des fermes, du produit des plantes récoltées dans les prairies naturelles. Ce sont ces produits qui constituent le foin, matière alimentaire qui, tout en possédant, en général, les éléments nutritifs voulus, est insuffisante à elle seule à donner le développement nécessaire aux sujets qui nous occupent. Aussi dans ces fermes, et ce sont heureusement les rares exceptions, retrouvons-nous des spécimens de la race Limousine d'autrefois, c'est-à-dire des sujets malingres, à poitrine étroite, à dos plongeant, à bassin étroit, à jambes grêles, susceptibles de donner de mauvais produits, une petite quantité de viande et une très petite quantité de lait, aptes seulement à trainer un fardeau léger.

Nous trouvons, au contraire, des sujets robustes et bien développés dans les fermes bien tenues, c'est-à-dire dans les fermes où les propriétaires ajoutent, à la ration de foin des prairies naturelles, une ration de fourrage récolté dans les prairies artificielles ou une ration de racines qu'on a préalablement mise en réserve. Dans ces exploitations agricoles, on trouve moyen de donner du développement aux sujets qui nous occupent et par ce moyen même on est sûr de retirer un bénéfice rémunérateur, en les livrant à la boucherie, sans compter la force motrice qu'ils ont fournie aux travaux pénibles du domaine.

ORIGINE DE LA RACE

La race d'Aquitaine, a écrit notre très honorable sénateur M. Edmond Teisserenc de Bort, peut être considérée comme une des races bovines les plus importantes de France.

Elle occupe en ce moment les étables de la Haute-Vienne, de la Corrèze, de la Gironde, de la Charente, de la Dordogne, du Lot-et-Garonne, du Tarn-et-Garonne, ainsi qu'une partie de celles de la Haute-Garonne, de la Charente-Inférieure, du Tarn, du Lot, de l'Aveyron, du Gers, des Hautes-Pyrénées, des Basses-Pyrénées, de la Creuse et de l'Indre.

Elle comprend les variétés Agenaise, Garonnaise, Limousine et Lourdaise, mais ces quatre types, quoique très distincts, ont les mêmes caractères zootechniques généraux.

Le pelage est toujours d'une seule couleur qui varie du *froment clair*, au *froment foncé.*

Le port et la couleur des cornes distingue la race Limousine des autres races ses voisines.

« C'est parmi les races dolichocéphales, dit M. le professeur Sanson, la seule qui soit blonde, la seule chez laquelle tous les sujets purs, sans exception, *aient le mufle, les paupières, le pourtour de toutes les ouvertures naturelles toujours d'une teinte rosée,* la seule où le pigment noir soit complètement absent ».

CARACTÈRES DE LA RACE

Sont-ce ces caractères bien tranchés et communs à un grand nombre d'individus dégradés par un régime imparfait ou insuffisant qui ont fait considérer notre race comme une sous-race ? nous n'en savons rien ; mais ce que nous savons, c'est que les sujets qui la composent possèdent des caractères spécifiques qui ne permettent pas de les confondre avec les sujets des races voisines. Si la race actuelle diffère, par certains points améliorés, de la race primitive, elle a fait comme toutes, elle a subi l'influence de l'hygiène et surtout d'un meilleur régime. Néanmoins, nous pouvons reconnaître que dans l'espèce, malgré les caractères spécifiques et inaltérables, certains sujets varient par leur couleur et constituent trois types principaux qui sont : le *froment*, le *rouge* et le *fauve*, selon qu'on examine des sujets élevés dans la plaine ou dans la montagne.

Quoi qu'il en soit, la race Limousine actuelle se caractérise par des sujets en général d'un pelage froment, beaucoup plus pâle à la face interne des membres, ainsi qu'au pourtour du mufle et des yeux où cette couleur forme une auréole presque blanche, ce qui donne à l'animal des traits de douceur. La peau est en général souple ; la taille est moyenne ; le corps est plus long qu'épais ; la côte est assez plate ; le garrot élevé ; le train postérieur est presque toujours mince ; l'encolure est d'une longueur raisonnable et la tête est ornée de cornes blanchâtres à peu près sur toute leur longueur et noires au sommet, bien contournées et ayant une bonne direction ; la ligne du dos, malgré quelques descriptions contraires, est bien soutenue. — Tels sont les principaux caractères esquissés à grands traits, des animaux de la race bovine Limousine. Nous voyons d'après cela que sans avoir des sujets d'une conformation irréprochable, nous arrivons à un degré de perfection très avancée, mais le problème ne sera réellement résolu que lorsque nous aurons étudié les moyens propres à la réalisation de ce degré de perfection. Ces moyens, comme nous l'avons déjà annoncé, sont résumés dans le rôle physiologique que les organes jouent sous l'influence de l'alimentation dans le développement de la conformation extérieure.

Nous savons déjà que les animaux de l'espèce bovine offrent trois ressources à l'éleveur : 1° la *production du travail ;* 2° celle *du lait ;* et 3° celle *de la viande.*

La race Limousine pas plus que tout autre, ne possède ces trois aptitudes au même degré, ainsi la production du lait est bien inférieure aux deux autres.

Maintenant que nous connaissons les aptitudes de notre race, ainsi que les milieux et conditions qui les ont fait naître, comment l'améliorerons-nous ? Nous l'améliorerons, sinon en changeant tout à fait les conditions de milieu, au moins en plaçant les sujets dans des conditions telles que par le moyen d'un choix sérieux des reproducteurs et par un régime approprié, ces sujets puissent acquérir plus de qualités qu'ils n'en possèdent actuellement ; c'est ce qui constitue la sélection ou amélioration de la race par elle-même.

D'autres moyens ont été cependant proposés pour améliorer la race Limousine. Il y a peu d'années encore le métissage a été pratiqué sur une assez vaste échelle par certains propriétaires qui, établissant la connexité des caractères extérieurs de notre race avec la race Garonnaise, avaient provoqué des croisements de cette race avec la nôtre. Mais à ce moment, on s'était fié aux apparences et on avait oublié de remarquer que le taureau Agenais ne pourrait trouver en Limousin les éléments nécessaires au développement de son squelette ; c'est du reste ce fait d'observation qui nous démontre encore une fois que les aptitudes d'une race dépendent essentiellement de la quantité et de la qualité de la nourriture. En effet, si nous comparons la constitution géologique du Languedoc à celle du Limousin, nous remarquons que le premier fournit des plantes beaucoup plus riches en matières salines que le second et partout, beaucoup plus d'éléments propres au développement de la charpente osseuse. Cela est, du reste, du fait d'observation de la part de certains éleveurs et notamment de Richard du Cantal qui s'exprime ainsi à ce sujet : « Les hommes, comme les animaux nés ou élevés dans les contrées à sol calcaire, prennent plus de développement que ceux qui vivent dans des lieux qui en sont privés. » En effet, que l'on prenne n'importe où un animal né et élevé sur un terrain calcaire et qu'on le place sur un sol granitique ou schisteux, manquant de calcaire il dépérira ; qu'on fasse l'inverse, l'animal profitera. C'est là une règle érigée en axiome et de laquelle aucun éleveur soucieux n'a le droit de se départir. Il est du reste trop bien démontré que les os de l'animal étant composés principalement de matières calcaires, il faudra qu'ils trouvent les éléments nécessaires à leur développement dans les plantes récoltées sur des terrains possédant naturellement du calcaire ou améliorés par des chaulages fréquents.

Autre observation pratique, c'est que les bœufs Limousins à volume égal peuvent fournir 65 0/0 de viande tandis que les Garonnais n'en donnent que 50 à 55 0/0. Certes, l'Agenais donnera d'excellents résultats par son croisement avec le Limousin, le jour où la culture pourra lui fournir les éléments nécessaires au développement et à l'entretien de son ossature, mais en attendant ce jour, il serait téméraire de tenter des essais analogues à ceux qui ont été faits jusqu'ici. Du reste, ce jour arrivé, le taureau Limousin commencera lui-même par s'emparer de ces éléments pour le développement de son squelette ; alors, l'Agenais n'aura pas plus qu'aujourd'hui de raison d'être introduit chez nous à titre de type améliorateur.

Bornons-nous donc à améliorer notre race par une sélection judicieuse, c'est-à-dire par un choix bien fait parmi les sujets les plus parfaits qui la composent.

C'est là notre avis et nous ne pouvons trouver de documents plus à notre portée, pour appuyer nos dires, que le rapport sur le concours régional de Bordeaux, que M. Pichency, vétérinaire en premier au 21e d'artillerie, a publié dans les *Annales de la Société d'Agriculture de la Charente* (bulletin de juillet 1884, page 236). Voici comment notre estimable et défunt collègue s'exprime à propos de la race Limousine :

« L'esprit routinier de l'homme des champs en général, mais celui du Limousin en particulier, a, cette fois par hasard, servi ses intérêts en se montrant réfractaire aux innovations et notamment à l'introduction dans le pays de bétail étranger, sous prétexte de croisements. Il a su conserver intact ce qu'il avait de meilleur, une *race améliorée d'elle-même*, au point de pouvoir aujourd'hui lutter dignement avec la fine fleur de ce qu'on est convenu d'appeler *l'aristocratie bovine étrangère ayant son livre d'or*. » L'auteur cite encore à l'appui de sa thèse une réflexion de notre savant collègue de l'Institut agronomique, M. Sanson, qui dit que la routine, souvent condamnée d'une façon trop absolue, mérite parfois d'être réhabilitée, surtout quand on la compare aux prétendus progrès qu'on lui oppose. Elle ne pèche, après tout, que par un attachement aveugle à la tradition, aux habitudes qui portent à repousser, sans examen, les innovations. Elle est moins nuisible, en définitive, que l'innovation à contre sens. Si elle exclut le progrès, au moins on ne peut pas lui reprocher de rien détruire. Dans le cas particulier qui nous occupe, elle a l'avantage incontestable de respecter la marche naturelle des choses.

Il ne nous reste donc qu'une voie à suivre : Améliorer les sujets qui constituent notre race au point de vue de leur conformation et du rôle physiologique de leurs organes, en commençant par le choix des reproducteurs.

CHOIX DES REPRODUCTEURS

I. Choix du mâle. — A notre avis, le reproducteur mâle doit posséder en première ligne, comme qualité particulière, une bonne conformation des organes génitaux. A cette qualité, il devra joindre les suivantes : un corps plutôt long que court, cylindrique plutôt qu'aplati ; un dessus large et bien horizontal ; un garrot épais et non saillant ; une tête fine et légère ; des membres bien plantés et forts, surtout à la partie supérieure ; des épaules, une croupe et des jambes bien musclées ;

une queue grosse à la base et fine à l'extrémité ; une peau souple ; un poil lisse ; des cornes fines ; à cela les animaux devront joindre les indices de la santé, c'est-à-dire avoir l'œil vif, le mufle frais, humide, le poil brillant et les fonctions de la respiration, de la circulation et de la digestion aisées et par conséquent actives.

Ces qualités sont fondamentales et ont leur raison d'être recherchées pour des motifs que la mécanique, la physiologie et le raisonnement mettent dans l'évidence la plus complète et que nous ne voulons pas énoncer ici. Nous devons donc les préférer et les adopter au détriment de celles que la routine a fondées et établies jusqu'ici et qu'on doit qualifier de secondaires ou d'accessoires : telles que la couleur plus ou moins foncée de la robe ; la longueur ou la direction des cornes, etc., etc., autant de particularités qui ne serviront jamais à nous prouver que le poil froment du bœuf Limousin vaille mieux que le bœuf à robe charbonnée du Bazadais ou du Parthenais.

II. Choix de la femelle. — La femelle qu'on destine à la reproduction devra, autant que possible, présenter des caractères se rapprochant de ceux du mâle, au point de vue des fonctions respiratoires, circulatoires, digestives y compris les aplombs, etc. De plus, on insistera sur le développement du bassin et surtout sur l'écartement des ischiums. Il est assez rare, en effet, de trouver des vaches Limousines ayant un bassin suffisamment développé pour permettre un accouchement facile ; enfin, moins les os du bassin sont développés, moins développés sont les muscles qui servent à les recouvrir et par suite moins on aura de poids de viande à livrer à la boucherie, lorsque le moment sera venu. — Une justice à rendre à la race récemment perfectionnée, consiste à constater que ces vices de conformation du bassin ont été largement corrigés.

Malgré, comme nous l'avons déjà dit, que notre race soit considérée comme mauvaise laitière, l'aptitude à la production du lait ne devra pas être dédaignée ; cette aptitude s'énoncera par des signes extérieurs assez incertains, il est vrai, mais caractérisés cependant par une physionomie féminine ; par le développement des mamelles, l'ampleur de l'écusson et la grosseur des veines du pis, du ventre, du périnée, qui devront être en même temps flexueuses et variqueuses. Comme ces caractères ne sont pas toujours apparents chez les génisses, on accordera la préférence à celles dont le pis est développé prématurément et à celles dont la mère aura joui de cette aptitude au plus haut degré, car il est parfaitement démontré que l'hérédité joue un certain rôle dans la transmission de cette qualité.

Tel est le choix judicieux que nous devons faire pour atteindre le but que nous nous sommes proposé.

SOINS A DONNER AUX REPRODUCTEURS

Reste maintenant à étudier les soins que nous devrons donner aux reproducteurs pour les entretenir dans des conditions telles qu'ils puissent jouir de l'intégrité parfaite de toutes leurs fonctions physiologiques.

D'abord au point de vue du régime, il est indispensable que le taureau reçoive une quantité d'aliments alibiles et excitants nécessaires à la réparation des forces qu'il perd par les saillies plus ou moins nombreuses qu'il est appelé à faire. — On lui donnera un logement bien aéré, tenu propre et autant que possible on le tiendra éloigné du voisinage des vaches de la ferme ; la vue ou la proximité de ces femelles peut mettre l'orgasme vénérien du mâle dans un état de surexcitation presque permanent ce qui forcément serait pour lui des causes de fatigue. On le traitera avec douceur ; un pansage bien fait sera de rigueur, car en favorisant les fonctions de la peau, on favorisera également, mais indirectement celles des autres organes. Si on a à sa disposition un endroit bien clos, il sera bon d'y faire séjourner l'animal pendant plusieurs heures de la journée, afin que l'exercice qu'il y prendra favorise le développement des organes de la locomotion ainsi que les fonctions digestives et respiratoires qui donneront de l'ampleur à la poitrine.

Ce que nous venons de dire à propos des soins à donner au mâle au point de vue du logement, du pansage etc., s'applique également à la femelle et si nous examinons celle-ci dans le jeune âge, nous n'avons absolument rien à changer dans toutes ces questions hygiéniques ; mais si nous envisageons la femelle arrivée à l'état adulte c'est-à-dire au moment où l'on est dans l'habitude de lui demander non seulement des produits, mais aussi du travail, nous savons qu'il est de toute nécessité d'augmenter la quantité de nourriture, c'est-à-dire d'ajouter la ration de production à la ration d'entretien, à moins toutefois de voir les chaleurs disparaître ou considérablement retardées.

Nous ne croyons pas le moment opportun de faire connaitre les moyens qu'on a essayé de mettre en pratique pour favoriser ou plutôt pour provoquer l'apparition des chaleurs chez la femelle. Les meilleurs moyens consistent à mettre la vache dans de bonnes conditions d'hygiène et de santé et la nature se charge de commander les organes qui doivent remplir le rôle qui leur est dévolu.

Signes des chaleurs chez les reproducteurs. — Voyons maintenant quels sont les indices des chaleurs chez les reproducteurs de l'un et de l'autre sexe : Chez le mâle, c'est vers l'âge de 10 mois que les premières ardeurs génésiques se font sentir, mais il est toujours prudent de ne le livrer à la monte que vers l'âge de 18 mois, c'est-à-dire au moment où son organisme a acquis tout le développement désirable. Quoi qu'il en soit, le sujet est toujours disposé à couvrir les femelles qu'on lui présente en respectant toutefois celles qui sont pleines, vivrait-il en liberté avec elles. En tout cas, ses désirs se manifestent par une grande agitation ; par ses mugissements forts, courts et sonores, par un œil étincelant et par une bouche écumeuse ; à ces moments, il se sent disposé à lutter contre tout ce qui lui offre une résistance.

Chez la femelle en chaleur, on observe une surexcitation presque identique, car la vache parait inquiète, mange peu, boit souvent, fait entendre des mugissements fréquents. Elle a les yeux brillants, les oreilles tendues et si elle est au pâturage, elle va et vient le nez au vent ; elle monte sur les bœufs ou les autres vaches ; elle se cabre même contre l'homme qui la mène en main. Le lait a diminué ; les lèvres de la vulve sont tuméfiées ; la muqueuse du vagin est rouge et il s'écoule par cet orifice des mucosités glaireuses. Les chaleurs chez la génisse se montrent pour la première fois vers l'âge de 12 à 14 mois. — Comme chez le taureau, il est préférable d'attendre, pour la livrer à la reproduction, qu'elle ait un âge plus avancé, c'est-à-dire 18 mois à 2 ans. Dans ces conditions cependant on court des risques en attendant, car il peut se faire que la passion utérine n'étant pas assouvie au moment où la nature y prédispose la génisse, celle-ci ne redemande à des intervalles très courts les rapprochements du mâle et ne devienne par cela même taurelière, c'est-à-dire nymphomane.

Connaissant les signes significatifs des chaleurs chez l'un et l'autre sexes, voyons de quelle façon nous devrons diriger les accouplements pour en retirer les plus grands avantages possibles.

De la monte. — La race Limousine étant très mal partagée au point de vue de son aptitude à fournir du lait, nous n'aurons donc pas à nous occuper du prix de ce liquide pour retarder l'accouplement et la conception. Au contraire, tous les bénéfices qu'on retire de l'espèce bovine en Limousin, consistant dans l'élevage des jeunes sujets pour le travail et plus tard pour la boucherie, nous n'hésiterons pas à faire couvrir la vache toutes les fois qu'elle demandera les rapprochements du taureau.

La monte, car telle est l'expression consacrée pour désigner le rapprochement des deux sexes dans l'espèce animale, comprend trois moyens particuliers : 1° la monte *en main ;* 2° la monte *en liberté ;* 3° la monte *mixte*.

La monte *en main* est la plus suivie et, à notre avis, c'est celle qui donne les meilleurs résultats. En effet, dans toutes les fermes qui possèdent un reproducteur, un endroit spécial est aménagé pour l'accouplement ; un instrument de contention est approprié à la circonstance. La vache y est préalablement assujettie et s'il y a différence de taille entre les deux sujets, ont doit disposer le terrain de façon à élever l'arrière-train du mâle pour faciliter l'intromission du pénis et permettre ainsi que le produit de l'éjaculation soit porté jusqu'à l'entrée de la matrice afin d'assurer la fécondation.

La monte *en liberté* est celle qui a lieu dans les pâturages. Non seulement ce genre de monte a le grave inconvénient de ne pas permettre de choisir le reproducteur, mais aussi si on a fait ce choix, le nombre de saillies que l'animal essaye de faire sur la même vache, occasionne des pertes considérables de forces. Ces forces que l'animal déploie en se livrant à de maints efforts, surexcitent outre mesure l'organisme vénérien de la femelle et peuvent être une cause, par cela même, d'une fécondation sinon douteuse au moins imparfaite.

La monte *mixte*, consistant à mettre en présence, dans un lieu bien clos, le mâle et la femelle, a des avantages sérieux sur la monte en liberté, en ce sens qu'elle constitue l'accouplement tel que la nature l'a voulu ; mais il faut, dans ce cas, que les deux sujets soient, autant que possible, de la même taille pour que les avantages qu'on en retire semblent être beaucoup moins douteux que ceux fournis par la monte *en main*.

Soins à donner après la monte. — La conséquence toute naturelle qu'on retire d'un accouplement bien fait, constitue ce grand principe physiologique qu'on est convenu d'appeler la conception. Mais faut-il encore que l'industrie agricole en se basant sur certaines données, assure ou plutôt agisse pour favoriser la conception. Il est d'usage en effet de ne prodiguer aucun soin particulier au mâle immédiatement après qu'il a fait la monte ; au surplus devrait-on augmenter sa ration en lui donnant un supplément de grains comme de l'avoine par exemple, dans le cas où il est appelé à faire d'autres saillies dans la journée. D'habitude on ne fait rien de cela, cependant l'observation indique qu'on devrait le faire, et ceux des éleveurs qui oublient ces petits soins peuvent au moment où l'animal a perdu en partie son ardeur, avoir à se repentir de leur négligence.

Quant à la vache qui vient d'être saillie, il est bon de lui donner une tranquillité absolue en ayant le soin de l'éloigner de ces camarades et notamment du voisinage du taureau. Autant que possible, on la placera dans un lieu obscur, loin des mouches et de tout ce qui pourrait la tourmenter. Indépendamment de ces soins qui sont appelés à faciliter la conception, il en est d'autres que certains éleveurs mettent en pratique et qui (sans nous arrêter aux prétendues propriétés de la poudre retenante ou de la liqueur Audignon) consistent à lancer dans les organes génitaux de la bête, des douches d'eau froide, tandis que d'autres, au contraire, se contentent d'arroser les reins. Dans un cas comme dans l'autre, l'eau, par ses propriétés frigorifiques, produit bien un effet sédatif sur l'orgasme vénérien, mais par contre, sa présence, provoquant une sensation qui force les muscles abdominaux à se contracter et par suite à comprimer les organes internes de la génération, fait que le liquide séminal peut être rejeté au dehors sous l'influence de ces efforts convulsifs, A cet usage, nous préférons celui qui est généralement employé en Limousin et qui consiste à pincer, par un moyen ou par l'autre, les reins de la vache, aussitôt qu'elle a été saillie. Cette pratique donne généralement de bons résultats et voici pourquoi et comment, en pinçant les reins de la bête, on s'oppose à leur voussure et par conséquent au rejet au dehors tant des produits de la digestion que de la liqueur séminale elle-même qui vient d'être déversée sur le plancher du vagin. D'un autre côté, sous l'influence du pincement, la bête s'affaisse légèrement ; ses organes génitaux internes participent à ce déplacement, il en résulte que l'extrémité antérieure du vagin prend une position plus déclive et que le liquide séminal, à l'imitation de tous liquides, tend à aller se placer à l'entrée de la matrice ou dans son intérieur, afin d'occuper le lieu où doivent s'accomplir les vrais phénomènes de la fécondation.

Malgré toutes ces précautions, il arrive quelquefois

que le propriétaire éprouve une vraie déception en voyant chez sa vache une nouvelle apparition des chaleurs, dans un espace de temps relativement très court. Mais il faut avant tout ne pas s'alarmer trop tôt car quelquefois il arrive qu'une vache pleine redevient en chaleur un mois après avoir été saillie et fécondée ; dans ce cas les chaleurs qu'elle manifeste ne sont que factices et de courte durée ; alors avant de présenter de nouveau la bête à l'étalon, il faut bien être certain que ces phénomènes sont réels. — Pour s'expliquer ce qui se passe dans cette circonstance nous devons nous rappeler que dans l'économie animale, chaque organe a des fonctions particulières à remplir soit à des époques indéterminées, soit à des époques fixes. Or les organes génitaux remplissant leurs fonctions à époque fixe, il en résulte qu'à la période normale des chaleurs, celles-ci font quelquefois une apparition passagère malgré que la bête ait été fécondée.

De la stérilité des vaches et des moyens de la combattre. — Quoi qu'il en soit, il peut cependant arriver et il arrive même assez souvent que certaines vaches sont saillies plusieurs fois et aux périodes des chaleurs, sans cependant être fécondées malgré qu'on ait pris les précautions énoncées jusqu'ici. Mais comme nous le savons déjà, l'infécondité des femelles ne constitue pas toujours une maladie, elle peut, au contraire, être due à un excès de santé, comme la pléthore par exemple, ou bien à une débilité de l'organisme, comme l'anémie, ou encore à la mauvaise disposition des organes génitaux, comme cela s'observe quelquefois chez des jumeaux : mâle et femelle. C'est au vétérinaire de rechercher les causes de la stérilité et de les combattre efficacement par les connaissances qu'il possède sur la matière.

Néanmoins nous citerons en passant certains procédés qui, mis en pratique au hasard, donnent quelquefois de bons résultats, comme le procédé qu'on est convenu d'appeler l'enlèvement des verrues et qui consiste à faire l'amputation totale ou partielle du clitoris, immédiatement après les saillies. Certains éleveurs poussent même l'audace, dans ce cas, jusqu'à la témérité en cautérisant au fer rouge la surface mise à nu par l'excision. Sans nier certains avantages qu'on peut retirer de cette pratique barbare, nous estimons qu'il est préférable de s'adresser à d'autres moyens et pour ce qui nous concerne, nous nous sommes très bien trouvé en agissant de la façon suivante : aussitôt après l'apparition des chaleurs, nous soumettons la bête à un régime diététique consistant en une ration de paille et de barbotages et à l'administration à l'intérieur de laxatifs. Immédiatement après la saillie, nous plaçons un petit séton fortement animé de chaque côté de la poitrine et nous laissons ce séton en place pendant quarante-huit heures en été et soixante-douze heures en hiver. Pendant ce temps, le régime diététique est rigoureusement observé et après cela tout traitement est supprimé. Ce moyen, tout empirique qu'il puisse paraître de prime abord, nous a donné, je le répète, des résultats concluants, sur deux vaches de la même ferme.

Il peut aussi arriver qu'on ait affaire à des vaches qui, malgré toutes les précautions prises, restent stériles et sont constamment en chaleur ; alors cet état anormal est dû à une affection des organes génitaux internes et notamment des ovaires. Dans ce cas, tous les moyens qu'on peut mettre en pratique échouent, alors on est forcé de livrer la bête à la boucherie après l'avoir soumise à l'engraissement qui donne des résultats d'autant meilleurs que la bête a été, avant cela, soumise à la castration, opération sur laquelle nous reviendrons plus tard.

Nombre des vaches qu'un taureau peut féconder. — Il nous reste à savoir maintenant combien un taureau peut faire de saillies par an. — Dans les pays où l'on élève les vaches pour le lait, un taureau fait en moyenne deux cents saillies par an, mais dans les pays d'élevage, le nombre des saillies se trouve considérablement augmenté, non seulement par le nombre des femelles que le taureau doit féconder, mais aussi par le nombre de saillies supplémentaires, puisque le sujet est obligé de saillir la même vache plusieurs fois. Malgré que le nombre des saillies qu'un taureau peut faire dépende de l'âge, de la force et de la constitution du procréateur, il est cependant bien entendu que si on fait faire deux, trois ou quatre saillies par jour, on épuise vite le veau qui maigrit rapidement, et dans bien des cas les saillies ne donnent pas de résultats ; comme aussi, dans les cas où ces saillies sont fructueuses, les jeunes sujets qui en résultent sont malingres, de mauvaise venue et ne font jamais de bons bœufs.

Ce que nous venons d'énoncer à ce sujet confirme bien l'opinion due à une observation toute naturelle émanant d'autres plus autorisés que nous ; cette observation sous forme d'adage reconnait que : quand il s'agit de reproduire, il est évident que le succès dépend de l'élément ou principe producteur, ainsi une greffe chétive sur un sujet vivace et une graine défectueuse dans un champ fertile, ne donneront que de mauvais résultats.

Il en est de même pour l'espèce animale : un bon choix de l'étalon, un sang généreux constituent une question majeure dont l'importance ne peut échapper à personne.

En présence de ces considérants et d'accord sur ce point avec des éleveurs bien inspirés, nous croyons qu'un taureau ne doit faire que deux cents saillies par an, à moins de compromettre la constitution des descendants.

Portées annuelles. — Dans les fermes où les vaches sont bien nourries, elles redemandent le mâle trois semaines ou un mois après la mise-bas. C'est là une condition heureuse que nos éleveurs du Limousin savent apprécier. Nous ne saurions trop les encourager à prendre en bonne considération ces phénomènes naturels qui constituent la ressource la plus palpable de nos habitants des campagnes. — Dans les pays, au contraire, où la race est bonne laitière on ne prend pas en grande considération cette apparition des chaleurs puisque on a tout avantage à ne faire saillir la vache que lorsqu'elle est menacée de la cessation complète du lait.

Dans un cas comme dans l'autre, une vache peut faire facilement une portée par an, afin que tous les organes remplissent les fonctions qui leur sont dévolues.

DE LA GESTATION

Dans notre pays qui est une contrée d'élevage, il n'est pas sans importance de connaitre à quels signes on reconnait la gestation. Ces signes sont si peu caractéristiques au début qu'il est facile de s'y méprendre. Ainsi, comme nous l'avons déjà dit, en nous appuyant sur des faits purement et simplement physiologiques, il n'est pas rare de voir une vache pleine manifester les désirs du rapprochement des sexes, un ou deux mois après la conception ; mais ces désirs tout factices qu'ils sont, peuvent facilement tromper les meilleurs observateurs. Malgré les dires de Parmentier qui prétendait que le taureau se refuse de couvrir les femelles pleines, on observe néanmoins quelquefois le contraire dans la pratique et on peut voir que des femelles pleines sont saillies à nouveau sans résultat aucun, si ce n'est, dans quelques cas malencontreux où ces saillies peuvent provoquer l'avortement. Si la vache après la conception, malgré l'apparition des chaleurs trompeuses, ne fournit pas les émanations qui doivent exciter le mâle à l'accouplement, il n'en est ~~pas~~ moins vrai que celui-ci, sous l'influence des ardeurs génésiques, recherche quelquefois à satisfaire ses désirs par la copulation.

Quant aux moyens positifs de reconnaître s'il y a eu fécondation, ils sont nombreux et nous devons placer en première ligne la cessation des chaleurs, hormis les cas précités ; mais ces signes devenant quelquefois un peu douteux, nous devons placer en deuxième ligne la tendance à l'engraissement. Ce second signe est d'une importance telle qu'il coïncide avec une diminution des fonctions locomotrices en même temps qu'avec une diminution notable dans l'irascibilité et l'excitabilité de la femelle. En effet, il est de fait d'observation que la femelle pleine est beaucoup plus calme et plus paresseuse qu'avant la fécondation et ces conditions suffisent pour prédisposer la bête à l'engraissement. Du reste, c'est à ce moyen que s'adressent les éleveurs qui, dans le but de provoquer un engraissement plus rapide, font saillir les vaches au moment où ils font leurs préparatifs pour les livrer plus tard à la boucherie. Un troisième moyen, le plus sûr de tous, pour juger de l'état de gestation des vaches, consiste à explorer par le toucher, l'état des organes génitaux internes, c'est ce qui constitue l'exploration ou fouille vaginale. Cette opération qui ne peut être confiée qu'à des personnes expérimentées, doit être pratiquée avec beaucoup de prudence et elle est susceptible de faire reconnaître que, si la matrice est vide, son orifice est béant et les artères du bassin battent avec force (1). Dans le cas contraire, tous les signes positifs plaident en faveur de la gestation.

Nous venons d'énoncer les précautions qu'il faut prendre au commencement de la gestation, mais il nous reste à faire connaître qu'au moment où la gestation est plus avancée, des signes tout autres, plus évidents, plus palpables ne laissent plus de doute aux yeux des observateurs. Ces signes, quoique plus vagues, n'en sont pas moins significatifs et se caractérisent par l'augmentation temporaire du volume de l'abdomen et par les mouvements auxquels se livre le fœtus. En effet, ses mouvements sont perçus par la palpation en appliquant la main à la partie inférieure du flanc droit ; sa présence peut être aussi dévoilée par la succussion. Du reste le ventre est avalé par suite de son développement progressif ; l'anus s'enfonce ; les flancs deviennent creux, ce qui ferait croire que les tubérosités ischiales se sont

(1) L'exploration rectale peut également être mise en pratique et fournir des signes certains.

écartées. En tout cas, il est bon, lorsqu'on sait que la vache est pleine, de lui donner certains soins que nous allons faire connaître et qui sont malheureusement trop souvent négligés par les éleveurs soucieux de leurs intérêts et soucieux de la santé de leurs animaux.

Soins à donner aux vaches pleines. — Les soins à donner aux vaches en état de gestation sont généralement délaissés par la plupart des éleveurs du Limousin. Si le produit de la conception offre des ressources aux cultivateurs de notre région, il n'en est pas moins vrai que ceux-ci laissent à la nature le soin de conduire tout à bonne fin. Il n'est pourtant pas sans importance d'indiquer les moyens à mettre en pratique pour obtenir les meilleurs résultats possibles.

Durant la gestation, on doit nourrir les vaches aussi bien que possible de façon à les mettre dans un bon état d'entretien, sans cependant les pousser jusqu'à l'état d'engraissement. En effet, immédiatement après la parturition, la mère devant fournir à son produit la quantité de lait voulue pour son accroissement, il est certain qu'elle remplira d'autant mieux ces conditions qu'elle y aura été déjà préparée par une nourriture alibile. Une vache qui est dans l'état précité au moment de mettre bas, donnera, d'après Mathieu de Dombasle, pendant plusieurs mois, à nourriture égale, une fois et demie et peut-être deux fois autant de lait qu'une autre qu'on aura laissé dépérir avant cette époque. D'un autre côté, pendant les dix ou douze jours qui précèdent la parturition, il faudra nourrir les vaches avec modération au moyen d'aliments de facile digestion afin de ne pas embarrasser les organes digestifs et de laisser ainsi aux organes préposés à la gestation toute la facilité voulue pour qu'ils puissent librement remplir leurs fonctions physiologiques.

On exclura donc de l'alimentation tous les aliments de digestion difficile et pauvres en principes alibiles, c'est pour cela qu'on a conseillé de donner en hiver, du foin, du barbotage et des racines. Tel n'est pas tout à fait notre avis ; si nous n'excluons pas le foin, nous ne voyons guère la nécessité des barbotages, ainsi que des rations composées de racines, tout en faisant exception néanmoins pour les topinambours et les betteraves, substances riches en alcool et constituant ainsi un précieux aliment pour l'hiver. Quant aux féverolles qui, dit-on, sont aux vaches ce qu'est l'avoine aux chevaux, nous ne pouvons guère les prôner comme alimentation journalière en Limousin, à cause de la difficulté de les produire dans la grande culture.

Beaucoup d'agriculteurs commettent l'imprudence d'envoyer dans les pâturages les vaches pleines en hiver, aussitôt que la gelée blanche est dissipée par les rayons du soleil. Voilà un tort contre lequel nous devons nous élever car il est de la geléc blanche comme de l'eau trop froide ; ces deux éléments en abaissant considérablement la température du corps, peuvent devenir des causes d'avortement. L'excès contraire peut nuire, il est vrai, ainsi la présence des mouches par exemple, fatigue les bêtes pleines mais ne peut occasionner des déceptions aussi grandes que le grand froid. En tout cas, il faut user de la plus grande douceur à l'égard des vaches pleines et prendre les précautions voulues lorsqu'on les fera passer par les portes, à moins toutefois de les exposer à des heurts, causes inévitables d'avortements. Il faudra également éviter qu'elles se livrent à des combats, soit avec leurs compagnes, soit avec les mâles de l'étable. Lorsqu'elles sont appelées à devenir nourrices pour la première fois, il faut les habituer au maniement du pis, afin qu'elles soient moins chatouilleuses après la mise bas au moment où le produit ira les téter ou la main de la laitière les traire. A ces précautions particulières, il faudra joindre des précautions tout hygiéniques consistant à tenir la litière propre et disposée d'une façon horizontale, afin de prévenir des avortements ou des renversements de matrice.

Durée de la gestation. — La durée de la gestation chez la vache est en général de neuf mois, mais il est aussi admis que cette durée varie entre 213, 280 et 330 jours. Lord Spencer qui a fait des observations très judicieuses à ce sujet sur 764 vaches, a reconnu qu'aucun veau vivant n'est venu au monde avant 220 jours ni après 313 ; l'auteur a remarqué qu'il a été impossible d'en élever aucun né avant le 242e jour et que toutes les naissances qui ont eu lieu avant le 260e jour sont décidément prématurées ; il considère en outre que les naissances qui durent plus de 300 jours, sont irrégulières. On voit dans le tableau publié par le célèbre éleveur que 314 vaches ont vélé avant le 284e jour ; 66 ce jour-là ; 74 le 285e, et 310 après cette époque ; d'où l'auteur conclut que le terme le plus probable de la parturition est le 284e ou 285e jour. Les vaches qui, dans l'état normal, ont dépassé le 286e, ont fait 132 mâles et 90 femelles, tandis que celles qui ont mis bas avant ce jour, ont donné 233 velles et 234 veaux.

D'après les observations faites dans le royaume des Pays-Bas, la durée de la gestation de la vache varie de

240 à 321 jours ; en France, la durée moyenne est de 280 à 284 jours.

Quoi qu'il en soit, sans avoir la prétention d'analyser les observations d'éleveurs très compétents, nous estimons que d'une façon générale, la durée moyenne de la gestation chez la vache est de 280 jours. Quelques jours de plus, quelques jours de moins ne changent rien à la question, pas plus que l'observation qui consiste à établir d'après la durée, l'existence de mâles ou de femelles. En tout cas l'éleveur soucieux exercera une surveillance active sur ses vaches pleines pendant les quelques jours qui précèdent la mise bas, à moins toutefois de s'exposer à certains mécomptes caractérisés par des parturitions plus ou moins laborieuses, plus ou moins languissantes, reconnaissant souvent comme conséquence funeste la mort de la mère ou celle du petit et quelquefois des deux. Dans les cas où les phénomènes de la gestation ont été troublés, il survient une parturition prématurée qualifiée d'avortement.

DE L'AVORTEMENT EN GÉNÉRAL

Ce phénomène pathologique constitue un des nombreux fléaux qui contre-balancent, à des moments indéterminés, les avantages qu'on peut retirer d'un élevage bien entendu. En effet, si toutes les femelles sont sujettes à avorter, les vaches semblent être exposées de préférence à ce genre d'affection. Gellé, Rodat sont d'accord à ce sujet et pensent que ces femelles y sont prédisposées par le régime uniforme auquel elles sont soumises.

Le plus souvent les signes de l'avortement passent inaperçus et les bêtes mettent bas un veau mort qui, déposé dans les herbages, devient la proie des chiens de la ferme et disparaît ainsi sans que le propriétaire de la ferme s'en aperçoive ; d'autres fois, au contraire, l'avortement est précédé de tristesse, de perte d'appétit et de la diminution subite de la sécrétion lactée, si l'avortement précède de quelque temps l'époque de la mise bas naturelle. Il n'est pas rare de constater un avortement, sans que l'expulsion du fœtus ait lieu. Dans le cas où le fœtus est presque à terme, le concours de l'homme de l'art est indispensable pour l'accouchement qui est bien plus difficile que l'accouchement normal ; d'autres fois, si le fœtus n'est pas trop volumineux, il occupe un coin de la matrice et n'est quelquefois expulsé qu'un an ou deux après la cessation de la vie intra-utérine. D'autres fois encore, le fœtus se momifie, se dessèche ou même s'enkyste dans les parois de la matrice, comme aussi il peut se faire qu'il tombe en putréfaction et soit expulsé morceau par morceau.

Quant aux causes de l'avortement, elles sont nombreuses ; les unes sont palpables, tandis que d'autres nous échappent facilement. Les premières reconnaissent les chutes, les heurts, les combats auxquels se livrent les vaches dans les pâturages, c'est-à-dire toute causes qui ont pour résultat une commotion plus ou moins vive produisant un ébranlement des organes génitaux, internes et forçant ainsi le placenta à se détacher ; ce sont là du reste les causes spécifiques de l'avortement sporadique. Quant aux causes d'ordre inconnu, on en a signalé de nombreuses ; comme une alimentation mauvaise, constituée par le foin vasé, poudreux, les végétaux ligneux, peu nutritifs qui, en formant des masses énormes dans les voies digestives, compriment la matrice et son contenu ; les eaux impures, croupies ; la vieillesse ; les rateliers trop élevés (Morel de Vindé) ; les pluies abondantes et longtemps continuées ; les printemps et étés froids et humides ; l'air chaud et humide ; les toux fortes ; les boissons trop froides ; l'herbe couverte de gelée blanche ; les frayeurs produites par le tonnerre, par la présence des mâles, etc. ; enfin une nourriture trop alibile qui, en déterminant un état pléthorique, produit une fluxion de la matrice et par suite la mort du fœtus. Comme nous le voyons, les causes sont nombreuses et toutes celles qui ont fait intervenir certains auteurs, constituent les deux extrêmes lorsqu'on compare la cause qu'on met sur le compte de la vieillesse et de la maigreur à celle qu'on met sur le compte de l'état pléthorique. Certains ont bien avancé que la vache du pauvre médiocrement nourrie, n'avortait jamais, mais c'est à notre avis une idée quelque peu erronée, car nous estimons que la vache mal nourrie n'est pas plus exempte de l'avortement que celle qui reçoit une nourriture copieuse et alibile. D'une façon générale, nous pouvons dire que si de nombreuses causes peuvent être mises en lumière pour expliquer l'avortement, la principale est bien l'état d'entretien de la bête, état qui ne doit pas plus pencher du côté de la pléthore que du côté de l'amaigrissement. L'organisme pour remplir convenablement ses fonctions, quelles qu'elles soient, doit donc jouir d'une vitalité ne dépassant pas la moyenne. Alors pour prévenir l'avortement des bêtes pléthoriques on aura recours à la saignée aussitôt après la saillie ou bien au cours de la gestation ; on pourra aussi s'adresser aux trochisques d'hellébore, par exemple, qui en provoquant une sécrétion anormale dans la région où on les aura placés, débiliteront l'organisme et le ramèneront ainsi à peu près à une moyenne de fonctions physiologiques. On devra par conséquent opérer d'une façon contraire pour les vaches maigres et anémiques ; on traitera celles-ci par les toniques joints à une nourriture alibile ; ces deux moyens réunis, en fortifiant l'organisme, permettront au placenta de conserver sa puissance d'adhésion et l'avortement n'aura pas lieu.

Ce sont là, je crois, les meilleurs moyens à mettre en pratique dans l'un comme dans l'autre cas. Si cependant ces procédés restent sans résultat et que l'avortement continue à sévir dans la même étable nous devrons en rechercher les causes ailleurs. Ces causes sont souvent difficiles, sinon impossibles à déterminer, comme cela m'a été donné d'observer, il y a peu de temps, chez un des principaux éleveurs du Limousin.

Dans ce cas, les fumigations chlorées ou sulfureuses, nous ont paru donner quelques résultats heureux. En effet, ces éléments gazeux en portant leur action sur les proto-organismes, neutralisent leur action ou même les détruisent totalement. Personne n'ignore de nos jours que ces infiniments petits jouent un grand rôle dans bien des maladies infectieuses par leur pullulation à l'infini, aussi sommes-nous disposé à penser que leur présence dans l'air n'est pas sans avoir de l'influence, comme cause provocatrice d'avortements enzootiques. Nous sommes tout disposé à penser ainsi depuis que nous savons que le levain, par exemple, sous l'influence de la fermentation acquiert des propriétés emménagogues assez marquées, à l'imitation d'une grande quantité de cryptogames. Pour prévenir les avortements, il sera donc prudent, jusqu'à plus simple informé, de désinfecter la place de la femelle qui a avorté et de faire des fumigations générales d'acide sulfureux, par exemple, pendant quelques jours. A ces moyens, nous devrons joindre ceux déjà précités, c'est-à-dire la modification du tempérament des femelles.

Malgré ces précautions qui visent simplement la prophylaxie, il peut arriver que les bêtes avortent et se trouvent dans des conditions qui réclament des soins, alors ces soins sont à peu près identiques à ceux qu'on donne après l'accouchement et qui consistent à bouchonner la bête, à la tenir chaude, au moyen de couvertures ; à lui administrer des barbotages tièdes et clairs et à faciliter la délivrance si cela est nécessaire.

Tous ces soins devront être donnés à profusion, car la bête les mérite d'autant plus qu'étant privée de son produit, elle est plus impressionnable que si elle avait mis bas dans de bonnes conditions.

Les suites de l'avortement reconnaissent comme conséquence funeste l'empissement laiteux si le fœtus était presque à terme ou la suppression presque totale du lait dans le cas contraire. Certains auteurs prétendent même qu'un premier avortement prédispose à des avortements subséquents ou rend les femelles inféconde ; en tout cas, si malgré l'avortement, le fœtus était né viable, il est bon de s'en défaire aussitôt qu'il aura tété le premier lait, car ceux qu'on élève ainsi sont presque toujours faibles et ne font jamais de bons taureaux.

DE L'AVORTEMENT ÉPIZOOTIQUE

Ce genre d'avortement qu'on pourrait aussi appeler enzootique parce qu'il n'existe que dans certaines régions et sur certaines espèces, cause à l'élevage du Limousin des pertes considérables. Il peut être divisé en deux sous-genres : 1° l'avortement essentiel ; 2° l'avortement symptômatique. — Ces deux variétés ayant été décrites dans nos précédents mémoires, nous nous bornerons à indiquer les moyens propres à combattre leurs funestes effets.

Avortement essentiel ou contagieux

Traitement préservatif. — La bête qui sort d'une étable infectée et qui elle-même a avorté ou qui peut avorter plus tard, tout en transportant la maladie dans l'étable où on va l'introduire, ne présente extérieurement aucun signe de cette affection ; aussi lorsqu'on ignore l'origine de cette bête, est-il prudent de la soumettre à la désinfection avant de la mettre avec celles qu'on possède déjà. Pour cela nous conseillons de la placer momentanément dans une étable à porcs, par exemple et de faire brûler sur le sol de cette étable, dans un vase non métallique, du soufre en bâton, à raison de 30 grammes par mètre cube. On surveillera l'opération et on ne laissera sortir la bête que lorsque les quintes de toux seront trop fortes et trop nombreuses et indiqueront ainsi qu'il y a éminence de suffocation ; par ce moyen, on aura préalablement désinfecté la peau et les organes respiratoires. Pour compléter ce traitement, il faudra faire quatre injections successives dans le vagin avec le mélange suivant :

Lessive des savonniers (*soude caustique*)...	60 gr.
Acide phénique cristallisé......	20 gr.

Mélanger et projeter dans :

Eau tiède.............	4 litres.

On peut aussi faire avec ce mélange plusieurs injections successives dans le vagin et la matrice, si la bête est sur le point de demander l'étalon ou si elle a mis bas depuis peu. Une partie de ce mélange pourra être utilisée pour faire un lavage de la vulve, de l'anus et de la face inférieure de la queue.

Lorsque l'avortement épizootique est signalé dans un village, il n'est pas sans importance de se mettre à l'abri des redoutables atteintes du fléau ; à ce sujet il est bon de faire dans les étables des fumigations désinfectantes et par conséquent préservatrices.

Le chlore peut dans ce cas donner de bons résultats en l'employant de la façon suivante :

Chorure de chaux sec......................	3 kil.
Acide chlorhydrique.........................	1 litres.
Eau ordinaire..............................	3 litres.

Délayez dans un vase non métallique le chlorure de chaux dans l'eau et ajoutez l'acide avec précaution après avoir fermé les ouvertures de la bouverie.

Cette dose peut suffire pour une étable de 25 à 30 bêtes.

Comme la manipulation de ces substances est difficile, nous préférons employer le chlorure de chaux en solution concentrée soit 1 kg par seau d'eau pour faire ensuite avec ce liquide le lavage des murs, du plafond, du sol de l'étable, des mangeoires, mais le moyen pratique par excellence consiste à saupoudrer de temps en temps les litières avec du chlorure de chaux sec et d'en placer une certaine quantité dans un vase non métallique et découvert qu'on laissera dans un coin de l'étable. Nous avons remarqué que le chlore en se séparant de la chaux par volatilisation constitue un oxydant de premier ordre puisqu'il attaque, facilement même, les objets en fer.

Traitement curatif. — Lorsque la maladie existe dans une étable, il faut en arrêter la propagation en modifiant les moyens de transmission qui sont de deux ordres : le contact direct et le contact indirect.

Le contact direct a lieu par la peau et surtout par les muqueuses, mais ce genre de contact est le moins dangereux, puisqu'il permet de limiter l'étendue de la maladie. Il faut donc détruire sur place les liquides morbifiques ; pour cela, lorsque la bête a avorté, il faut arroser fortement les litières et autres objets qui auraient pu être souillés par les eaux de l'amnios avec une solution concentrée d'un antiseptique quelconque, telle que la suivante :

Sulfate de cuivre..........................	4000 gr.
Eau ordinaire..............................	100 lit.

Il faut détruire le fœtus soit en le plongeant dans de l'eau bouillante, soit en le laissant macérer pendant 3 ou 4 jours dans la solution cuprique qu'on aura préalablement mise dans un fond de barrique, puis en l'enfouissant dans une fosse profonde, immédiatement après.

Les organes génitaux de la mère devront également être l'objet de soins spéciaux. Comme l'arrière-faix se détache difficilement, il faut l'enlever avec la main et le détruire sur place, soit en le plongeant dans l'eau bouillante, soit en le saupoudrant avec du chlorure de chaux ou en le faisant macérer dans la solution de sulfate de cuivre.

La matrice surtout doit être l'objet d'un soin tout particulier ; pendant les deux ou trois premiers jours qui font suite à l'avortement, il faudra faire 3 injections par jour avec la solution suivante :

Eau tiède..............................	4 litres
Acide borique..........................	150 gr.

Faites dissoudre à chaud et faites, avec ces 4 litres, une injection qu'on répètera pendant 2 autres fois dans la journée.

Enfin au bout de trois jours et pendant 5 autres jours consécutifs, on fera trois injections quotidiennes avec la solution suivante :

Acide phénique cristallisé................	25 gr.
Lessive des savonniers (soude caustique)..	75 gr.

Mélangez et ajoutez :

Eau tiède..................................	4 litres

Chaque injection de quatre litres sera très abondante, mais nous la préconisons à dessein afin de faire un lavage très complet de la matrice,

2° Avortement symptômatique

Ce genre d'avortement devient de plus en plus fréquent depuis quelques années et fait des ravages presque aussi considérables que l'avortement essentiel. Cela tient sans doute à la négligence de beaucoup de propriétaires qui, sans consulter le vétérinaire, font saillir leurs vaches, malgré que les organes génitaux internes ne soient pas dans les conditions voulues pour que la gestation ne soit pas troublée.

Ce genre d'avortement se reconnaît sans peine en ce sens c'est que, aussitôt qu'il a produit ses effets, on remarque à la commissure inférieure de la vulve un écoulement muco-purulent qui salit la face inférieure de la queue ainsi que la région anale. Deux moyens peuvent triompher de cette maladie : 1° le traitement préservatif ; 2° le traitement curatif.

Traitement préservatif. — Nous avons déjà appelé l'attention des éleveurs sur le nombre relativement trop restreint des taureaux destinés à faire la monte et nous avons signalé comme causes déterminantes de l'affection qui nous occupe, les saillies trop nombreuses que ces animaux sont obligés de faire et l'état pathologique des organes génitaux des deux sexes.. Rien n'est donc plus simple pour prévenir la maladie et ses funestes conséquences que d'empêcher le rapprochement lorsque les organes de la reproduction sont le siège d'une maladie transmissible de l'un à l'autre ou simplement chronique et devant par sa présence, sinon empêcher la fécondation, au moins abréger la durée de la gestation et produire l'avortement.

Traitement curatif. — Ce genre de traitement s'adresse aussi bien au mâle qu'à la femelle. Pour le mâle, s'il y a uréthrite il faudra faire 3 injections par jour avec le mélange suivant :

Décoction d'Aigremoine.	200 gr.
Glycérine..................................	32 gr.
Sous-nitrate de bismuth porphyrisé.......	10 gr.

Faites tiédir au bain-marie avant chaque injection.

(Inutile de dire que cette opération n'est pas facile à faire).

Si le pénis et ses annexes étaient au contraire le siège d'une inflammation quelconque avec sécrétion morbide on pourrait faire de fréquentes lotions avec la solution suivante :

Sulfate de Zinc.....................	} ââ....	10 gr.
Sulfate de cuivre..................	}	
Eau froide ordinaire......................		1 lit.

Pour ce qui concerne les femelles, le traitement quoique plus long n'est pas plus difficile à appliquer pour supprimer les causes qui nuisent à la reproduction ou mieux qui s'opposent à ce que sa gestation ait sa durée normale. Parmi ces causes, les inflammations du vagin ou de la matrice ou bien des deux à la fois, doivent être citées en première ligne. Ces vaginites et métrites se caractérisent par la sécrétion permanente de mucopus qui finit par occuper toute la cavité de l'organe de sorte que le fœtus et ses enveloppes nageant dans ce milieu infect, finit par perdre vie et se putréfier à son tour pour se mélanger ensuite avec le liquide toxique et être rejeté avec lui peu à peu au dehors.

Pour que les organes génitaux puissent accomplir facilement leurs fonctions physiologiques que devons-nous faire ? Nous devons : 1° débarrasser la matrice du liquide morbide qu'elle contient, au moyen d'injections détersives et astringentes ; 2° lubrifier et désinfecter les parois de cet organe en les mouillant avec une solution antiseptique, de façon à offrir au liquide séminal qui doit y être déversé, un milieu propre où pourront s'accomplir tous les phénomènes qui succèdent à la fécondation.

Nous commencerons le traitement en faisant pendant 3 ou 4 jours, et à raison de 3 fois chaque jour, une injection tiède avec :

Décoction d'écorce de chêne............	4 litres
Alun cristalisé en poudre...............	80 gr.

Faites dissoudre à chaud, ou mieux :

Eau tiède..............................	4 litres
Alun cristallisé.........................	80 gr.
Acide tannique.........................	60 gr.

Mélangez les 3 substances.

Employez tout ce liquide pour chaque injection de façon à pouvoir, avec cette grande quantité, faire un bon lavage des parois des organes profonds.

Pendant les 4 ou 5 jours suivants, il sera indispensable de faire au moins une injection antiseptique chaque jour avec :

Eau tiède..............................	4 litres
Pergamanate de potasse................	200 gr.

Faites dissoudre, ou :

Eau tiède..............................	4 litres
Acide borique..........................	150 gr.

Faites dissoudre, ou bien :

Eau tiède..............................	4 litres
Phénate de soude.......................	70 gr.

Faites dissoudre.

On attendra ensuite que la bête demande le mâle et on pourra alors compter sur la réussite de la fécondation.

DE LA PARTURITION

Lorsque la parturition doit avoir lieu dans les conditions normales, les signes précurseurs se traduisent par la manifestation de symptômes non équivoques se caractérisant par un enfoncement très profond ayant son siège à l'origine de la queue ; les lèvres de la vulve sont tuméfiées et à la commissure inférieure on observe un écoulement gluant qui n'est autre chose que le produit de la dissolution du bouchon gélatineux qui ferme l'entrée de la matrice pendant toute la durée de la gestation ; les mamelles sont gonflées et les trayons tuméfiés contiennent du lait plus opaque et plus gluant que le lait ordinaire. Ces signes précurseurs de l'accouchement doivent attirer l'attention de l'éleveur qui, alors, devra fournir à la vache une litière sèche et abondante, disposée d'une façon horizontale, ou plutôt plus haute que plus basse, sous le train postérieur afin de prévenir le renversement de matrice.

Les premiers phénomènes du part se caractérisent par la présence entre les lèvres de la vulve des membranes fœtales distendues par les eaux de l'amnios, offrant la configuration d'une masse légèrement conique et constituant ce qu'on est convenu d'appeler la bouteille. A mesure que les efforts d'expulsion se produisent cette masse devient de plus en plus volumineuse et finit par se rompre ; alors, lorsque la présentation du fœtus est normale, on voit apparaitre l'extrémité libre des deux membres antérieurs, puis sous l'influence des efforts continus, la tête finit par franchir le bassin et on ne tarde pas à voir son extrémité antérieure faire son apparition au dehors. Dans le cas où les eaux dont la présence constitue la bouteille persisteraient un peu de temps avant leur réjection au dehors, il ne faudrait pas trop se presser de leur donner libre passage car leur présence facilite considérablement la sortie du fœtus en lubrifiant les parois du vagin. Dans le cas où la poche qui contient ces eaux, se rompt prématurément, l'accouchement qualifié de sec, peut devenir languissant. Alors on est quelquefois obligé de faire des injections émollientes avec de la décoction de racine de guimauve par exemple afin de faciliter le glissement du fœtus sur les parois du vagin.

Par exception, on voit des vaches qui accouchent de deux veaux ; dans ce cas, la mère se préoccupe fort peu du premier et se trouve suffisamment tourmentée par la mise-bas du deuxième ; alors elle se couche, se lève, fait des efforts et est en proie aux plus vives souffrances. Ces signes quoique caractéristiques d'un accouchement double, peuvent cependant facilement être confondus avec ceux qui précèdent un renversement de vagin ou d'utérus. Dans ce cas on fera bien de surveiller attentivement l'état de la mère, afin d'éviter des suites qui pourraient devenir funestes à sa santé. En tout cas, si le part, pour une raison ou l'autre, est languissant et ne s'effectue pas dans de bonnes conditions, il faudra le faciliter en s'entourant des moyens indiqués par l'obstétrique. Ces moyens sont nombreux et cela à cause de la diversité des phénomènes qui peuvent s'opposer à ce que l'accouchement ait lieu selon les règles de la nature. Ainsi la saignée qui de prime abord semble contre-indiquée, donne quelquefois de bons résultats en produisant dans l'économie une détente qui facilite le passage du fœtus à travers le bassin. Il ne faut cependant jamais trop se presser de secourir la vache qui est sur le point de mettre bas ; néanmoins, si l'on s'aperçoit que les efforts de la bête ne donnent aucun résultat après 2 ou 3 heures d'attente, il est bon de se rendre compte de la cause de la dystocie et seul le vétérinaire pourra juger du cas et y porter remède. Nous n'avons pas ici à nous arrêter aux moyens thérapeutiques médicaux ou chirurgicaux à mettre en pratique ; ces moyens sont du domaine de la pathologie obstétricale et nous sortirions de notre sujet en les décrivant tous ; disons seulement qu'après l'accouchement, que cet accouchement ait été normal ou laborieux, il faudra restituer à la bête les forces qu'elle a perdues, en lui administrant des stimulants ou cordiaux, comme le vin chaud, le thé, le café par exemple ; à cela on devra ajouter les soins hygiéniques suivants : bouchonnage, bonnes couvertures et repos absolu en plaçant la bête dans un logement salubre à l'abri des courants d'air. Il faudra également donner un régime approprié à la circonstance et consistant en boissons farineuses tièdes dont on continuera l'administration jusqu'à complète convalescence.

Nous rangeant de l'avis de Mathieu de Dombasle, nous estimons qu'il est préférable, dans les parturitions difficiles et languissantes, d'abandonner entièrement l'opération à la nature, au lieu de confier la bêtes aux mains de personnes incapables. Un vétérinaire tourne avec plus ou moins de facilité et place convenablement un veau qui se présente mal et même dans les cas extrêmes, il peut le découper et l'extraire en morceaux sans blesser la mère ; tandis que lorsqu'on livre les vaches aux mains de paysans ignorants qui ne connaissent que la force brutale, elles succombent facilement ou bien cette brutalité entraîne, comme conséquence, le renversement de matrice auquel il faut remédier immédiatement après l'accident, en s'adressant à l'homme de l'art qui, comme dans l'accouchement laborieux, donnera les soins édictés par la pathologie.

Que l'accouchement ait été normal ou ait nécessité l'intervention du vétérinaire, il arrive assez souvent que la bête ne se délivre pas bien, c'est-à-dire n'expulse pas, en même temps que le fœtus, les enveloppes qui entouraient celui-ci. Dans ce cas, comme dans les deux précédents, malgré qu'il ne faille pas trop se presser de délivrer la bête, il faut reconnaître que la non-délivrance peut tenir à des causes diverses et que le médecin est seul capable d'en juger et de s'attaquer à la cause directe.

Si quelquefois on est obligé d'extraire l'arrière-faix, il ne faut pas croire, comme le font certains éleveurs, que cette opération rende les vaches stériles ; en effet, serait-elle mal faite et entraînerait-elle la chute par arrachement d'un ou de plusieurs cotylédons que cela ne nuirait en rien à la fécondité de la bête. — Il arrive quelquefois que certaines vaches alléchées par le goût des glaires et des mucosités qui recouvrent les nouveaux-nés, mangent l'arrière-faix ; cette disparition fait souvent croire à l'éleveur que les membranes qui le constituent sont encore adhérentes aux parois de l'utérus. D'autres fois l'arrière-faix peut être rejeté au dehors et devenir la proie des chiens de la ferme sans que le propriétaire s'en aperçoive. — Le vétérinaire appelé à explorer l'organe reconnaît bien vite la vérité de cette disparition. Enfin, malgré que l'ingestion de ces membranes ne fasse ni bien ni mal à la bête, il est préférable, lorsqu'on les aperçoit sur le sol, de les enlever et de les enfouir, ne serait-ce que pour entretenir la propreté.

SOINS A DONNER AUX NOUVEAUX-NÉS

Habituellement les vaches accouchent debout, elles voussent les reins, plient les jarrets de sorte que le veau en naissant glisse sur ceux-ci et n'éprouve pas une secousse bien grande ; elle est cependant assez forte pour provoquer la rupture du cordon ombilical et pour détacher en partie le placenta, ce qui facilite considérablement la délivrance. Si au contraire, la vache met bas lorsqu'elle est en décubitus, il peut se faire que le cordon ombilical ne soit pas rompu ; dans ce cas, il faut en faire la section, après avoir fait la ligature, mais il peut arriver et il arrive fréquemment que la bête en se relevant aussitôt après avoir mis bas, rompe ce cordon par la secousse qu'elle imprime dans ce genre de déplacement. — Immédiatement après l'accouchement, la mère lèche son produit ; si cependant elle s'y refuse, il est bon de l'y exciter en saupoudrant le jeune sujet soit avec du sel, soit avec de la farine ou encore mieux du son. Nous sommes disposé à accorder la préférence à ce dernier agent qui, tout en sèchant plus vite le nouveau-né, n'irrite pas autant l'estomac de la mère que le sel marin. Si malgré toutes ces précautions prises, la mère refuse à lécher son petit, on le sèchera avec des linges et on le bouchonnera, afin de le rendre plus vigoureux ; si ces moyens ne réussissent pas, on lui donnera quelques cueillerées de vin chaud sucré et peu de temps après, quelques gorgées de lait qu'on vient de traire. Ces quelques soins suffisent habituellement et le veau ne tarde pas à se relever seul pour aller prendre le pis de sa mère. Dans le cas où cette dernière se défendrait et chasserait son nourrisson, il faudrait rester auprès d'elle pendant l'allaitement, jusqu'à ce qu'elle ait pris de l'attachement pour son produit. Il faut autant que possible éviter les moyens de contrainte qui consistent à entraver la mère afin qu'elle ne puisse pas chasser son nourrisson.

Il est indispensable de faire boire le premier lait de la mère, car ce liquide, désigné sous le nom de colostrum, jouit de propriétés purgatives et débarrasse ainsi l'intestin du méconium ou matière fécale qui s'y est accumulée pendant la vie intra-utérine.

Dans le cas où une vache accouche de deux veaux, il faut, dès les premiers jours, faire boire le colostrum aux deux jumeaux ; puis la purgation ayant eu lieu, comme la mère serait impuissante à fournir assez de lait pour pourvoir au développement de chacun d'eux, il est préférable d'en nourrir un artificiellement, soit en lui donnant du lait pris sur d'autres vaches, soit en lui administrant des boissons alimentaires jusqu'au moment où il sera suffisamment développé pour le vendre comme veau de lait soit dans le commerce, soit pour la boucherie.

SOINS A DONNER AUX NOURRICES

La bête qui vient de mettre bas doit être l'objet d'une surveillance active, non seulement au point de vue de son état général, mais aussi à cause de l'état des mamelles qui, appelées à remplir des fonctions importantes, sont sujettes à devenir le siège d'affections pathologiques plus ou moins nombreuses. Il faudra par conséquent ne jamais les laver à l'eau froide et surtout avec celle qui contient des sels calcaires en dissolution ; comme au début, le veau ne prend pas tout le lait contenu dans les mamelles, il sera bon de traire à fond les bonnes nourrices afin d'éviter l'empissement laiteux. Une bonne litière sera de rigueur afin d'empêcher le contact des mamelles avec le sol de l'étable et de prévenir ainsi une inflammation connue sous le nom de mammite qui a quelquefois des terminaisons fâcheuses. Si les mamelles sont le siège de crevasses ou gerçures, l'éleveur prudent fera bien de s'adresser au vétérinaire au lieu de panser lui-même empiriquement ces affections qui sont susceptibles d'acquérir une certaine gravité.

Lorsque pour une raison quelconque, on est obligé d'enlever le petit à l'affection de sa mère, il faut pendant quelques jours qui suivent l'enlèvement, traiter la bête avec douceur, la traire souvent afin d'éviter l'engorgement des mamelles ; dans le cas opposé, c'est-à-dire lorsqu'on force la bête à accepter un nourrisson étranger, il faut également prendre des précautions pour le lui faire accepter et attendre pour cela que le pis soit gorgé de lait et ce n'est qu'en dernier lieu qu'on doit faire usage d'instruments de contention, dans le but de forcer la vache à se laisser téter.

Aussitôt que les veaux ont été séchés soit naturellement, soit artificiellement et qu'ils ont quitté le pis de la mère, il est bon de leur donner la tranquillité en les plaçant dans un lieu chaud du coin de l'étable par exemple, après les avoir préalablement couverts pour éviter tout refroidissement. On peut encore les mettre, si cela est possible, comme le font du reste beaucoup de cultivateurs du Limousin, dans la bergerie et en liberté au milieu des moutons. Ce procédé, tout primitif qu'il est, donne les meilleurs résultats, puisque le jeune sujet se trouve dans un milieu chaud qui prévient toute cause de refroidissement. Pendant les premiers jours qui suivent la naissance les jeunes veaux doivent être l'objet d'une scrupuleuse surveillance, au point de vue de leur état sanitaire. En effet, dans bien des cas, le colostrum n'est pas assez purgatif et la constipation en est la conséquence inévitable. D'autrefois, au contraire, ce liquide est trop purgatif et détermine la diarrhée ou la dyssenterie, affections graves chez les jeunes veaux et qui les enlèvent rapidement, malgré les soins qu'on peut leur donner, car lorsque le vétérinaire est appelé, la maladie a déjà fait de trop grands progrès pour qu'on puisse la juguler.

Nous avons observé quelquefois aussi que sous l'influence d'un lait trop riche ou d'une puissance trop grande du suc gastrique, la coagulation du lait se faisait rapidement dans l'estomac et occasionnait une indigestion et par suite la mort qui ne se faisait pas longtemps attendre.

Dans un cas comme dans l'autre, l'éleveur soucieux observera attentivement les jeunes sujets et lorsqu'il s'apercevra d'un manque d'équilibre dans les fonctions, il s'empressera d'appeler le vétérinaire, à moins de s'exposer, par sa négligence, à perdre les produits de ses espérances. (1).

SOINS A DONNER AUX JEUNES VEAUX

jusqu'après le Sevrage

Les soins à donner aux jeunes sujets jusqu'après le sevrage devront varier selon leur destination. Dans le Limousin, qui est un pays d'élevage par excellence, on livre au commerce les jeunes veaux, tandis qu'on aime à garder les jeunes velles pour les livrer plus tard à la reproduction. D'une façon générale, on devra autant que possible faire l'élevage des sujets qui offrent les caractères bien définis des procréateurs ou ascendants, mais pour cela, il ne faudra jamais trop se presser de faire un choix, car tout jeune individu qui promet beaucoup dès sa jeunesse, ne fait souvent qu'un mauvais taureau et par suite un mauvais bœuf, tandis que le contraire peut exister. Il est de fait d'observation que dans la multiparité, c'est-à-dire, dans la mise bas d'un mâle et d'une femelle, celle-ci est presque toujours stérile, il en est de même du mâle qui malgré la bonne conformation des organes génitaux fait des saillies plus ou moins nombreuses, sans que la fécondation ait lieu. Ces faits résultent des observations de MM. Prayart, Louis Doprey et Colin. — D'un autre côté les femelles jumelles de mâles revêtent assez complètement les caractères extérieurs de ces derniers, en effet, elles ont une encolure large et épaisse, un fanon ample, une tête grosse et des cornes fortes ; leur pis est peu développé, elles s'engraissent facilement et sont excellentes pour le travail ; c'est avec juste raison que M. Bella de Grignon les élevait pour ce dernier usage.

---

(1) Nous possédons un spécifique certain contre la diarrhée des veaux : 99 guérisons sur 100.

I. Allaitement naturel. — Une nourriture d'excellente qualité est indispensable au développement des jeunes sujets, mais elle doit varier selon leur destination et selon son mode d'administration qui exige certaines précautions. — En tout cas, la quantité à administrer varie selon la race et par conséquent selon le volume que le veau doit acquérir ; ainsi celui qui doit arriver à 1.000 k., par exemple, consomme d'avantage et croît plus vite que celui qui est appelé à n'acquérir qu'un poids de 250 k.

Il est généralement admis que 8 litres de lait produisent 1 k. de poids vivant, cela résulte des expériences de Boussingault, Perrault de Jotemps et Chasely, mais il est à remarquer aussi que la quantité de lait employé à produire un accroissement de 1 k. de poids vivant, varie avec l'âge et peut être facilement portée de 8 litres à 8 litres 64 et à 9 litres 17. En tout cas, étant admis que l'accroissement est plus rapide pendant les premiers temps de l'allaitement et qu'il diminue ensuite progressivement, si dès les premiers jours qui font suite à la naissance, le sujet croît de 1 k. par jour en moyenne, cette croissance n'est guère plus que de 600 grammes après la première ou deuxième année et descend jusqu'à 100 grammes aux approches de l'âge adulte.

Pendant les premiers jours de la vie extra-utérine, les veaux prennent de 3 à 4 litres de lait par jour et leur appétit, augmentant en même temps que leur volume, ils finissent par prendre 7, 8, 9 litres, au bout d'une quinzaine de jours. Alors il ne faudra les laisser prendre le pis de la mère, lorsqu'elle est bonne laitière, que lorsqu'on aura trait en partie celle-ci, néanmoins il ne faudra jamais laisser souffrir les jeunes sujets de la faim et dans le cas où, au contraire, la mère est mauvaise nourrice, il faudra ajouter à la ration de lait des bouillies, du regain ou de l'herbe, selon l'âge. Dès l'époque de 5 ou 6 semaines, on pourra conduire les veaux au pâturage en compagnie de leur mère, mais il faudra éviter de les faire sortir par les journées froides ou humides, afin de prévenir des refroidissements auxquels ces jeunes animaux sont sujets.

Ordinairement les vaches de la race Limousine ne donnant pas assez de lait pour qu'on puisse en retirer quelques avantages au point de vue de la vente ou de la consommation, il sera bon de ne pas sevrer les veaux prématurément et d'attendre pour cela le sixième ou septième mois. A cette époque, les organes digestifs sont suffisamment préparés à recevoir un régime herbacé pour que l'état général n'ait pas à souffrir de la suppression du régime lacté, suppression qu'on ne devra mettre en pratique que d'une façon progressive afin de rendre moins pénible la séparation de la mère de son nourrisson. Quant aux moyens à employer pour sevrer les petits qui vivent avec les mères en liberté dans les pâturages, ils sont nombreux et selon nous, le plus logique consiste à badigeonner les mamelles avec des substances nauséabondes ou de préférence avec des substances amères, comme la teinture d'aloès, l'extrait de coloquinte. Nous proscrivons de la pratique les autres procédés barbares d'ordre mécanique et consistant par exemple à armer la tête du veau d'une espèce de muserolle sur laquelle sont implantées des pointes qui, en n'empêchant nullement le veau de manger, piquent les mamelles de la vache, lorsqu'il s'en approche et forcent celle-ci à prendre la fuite.

II. Allaitement artificiel. Pour ce qui est de l'allaitement artificiel, nous ne nous en occuperons pas d'une façon générale, mais nous rappellerons que dans le cas de multiparité ou dans le cas où une affection quelconque empêche la mère de fournir à son produit la quantité de lait nécessaire à son développement, on pourra remplacer chaque litre par certaines substances alimentaires qui, réduites en farine, constitueront de vrais succédanés de ce liquide, c'est ainsi qu'on suppléera à 1 litre de lait par :

	835	grammes	de maïs
ou	1023	—	de sarrazin
ou	902	—	d'avoine
ou	777	—	d'orge
ou	772	—	de seigle
ou	698	—	de froment

Tout en admettant que peu d'éleveurs veuillent se soumettre à peser les farines qu'ils distribuent, nous aurons alors à conseiller d'en donner à satiété puisque l'estomac des jeunes veaux se refusera de prendre ce qui sera administré en trop. Ces farines, quel que soit le choix qu'on en ait fait, renferment à peu près les éléments contenus dans 1 litre de lait, mais on ne devra jamais les administrer crues, afin d'éviter la diarrhée ; il faudra les faire cuire dans l'eau ou dans du thé de foin jusqu'à fluidité moyenne et on les administrera en breuvage lorsqu'elles seront à la température normale du corps du jeune sujet. — Il faudra employer de préférence la farine de froment pour les veaux qu'on veut élever, afin de hâter le développement, faciliter l'ossification et par suite produire la précocité.

En un mot, l'alimentation du jeune âge devra être

l'objet d'un raisonnement approfondi qui conduira à reconnaître que les denrées employées sans pénuries ni prodigalité, donnent les meilleurs résultats économiques.

III. Soins à donner après le sevrage. — D'après ce que nous venons de dire, nous pouvons conclure que le jeune animal qui a été l'objet d'un allaitement bien compris a plus de valeur à six mois qu'il n'en aurait à dix-huit mois ou un an s'il avait reçu de mauvais soins dans sa jeunesse ; de plus, jouissant d'une bonne conformation et étant plus précoce, il rendra plus tôt les services qu'on est appelé à exiger de lui. Aussitôt après le sevrage et si surtout ce sevrage a eu lieu à l'entrée de l'hiver, il faudra donner au jeune veau une nourriture copieuse consistant en 3 kilogr. 500 de foin environ pour 100 kilogr. de son poids vif. Cette ration, quoique assez substantielle, devra être additionnée autant que possible de racines, comme betteraves, topinambours, etc. Ces racines, *par la quantité notable d'alcool qu'elles contiennent*, élèveront la température du corps et permettront ainsi à l'organisme de lutter efficacement contre les rigueurs de la température, rigueurs d'autant plus grandes que l'animal est soumis à une stabulation forcée. Cette stabulation est cependant préférable aux pacages qui, pendant l'hiver, ne sont recouverts que d'herbe gelée ou desséchée ; aussi ceux de ces animaux soumis à ces dernières conditions sont-ils malingres et quelquefois couverts de parasites.

Comme le dit avec juste raison Magne dans son traité sur l'hygiène des races bovines, page 262 : C'est plutôt par négligence, par manque de zèle ou par ignorance que faute de ressources, que le bétail est si mal soigné dans une partie de la France. Effectivement dans les plus petites fermes, il serait bien facile de trouver un coin de terre pour cultiver quelques racines qui permettraient de varier la nourriture des élèves en hiver. Dans tous les ménages, on aurait ce qui est nécessaire pour préparer des soupes, des buvées. Nous avons toujours remarqué que ce sont les soins plutôt que la fertilité des terres qui font, non pas les grands, mais les bons animaux et nous citerons pour exemple les bœufs du Bazadais, les vaches de St-Girons ou les bœufs Choletais.

Les jeunes taureaux réclament peu de soins, si ce n'est un bon pansage, une bonne litière, et quelques caresses lorsqu'il s'agit, lorsqu'on les retire des pacages pour les soumettre à la stabulation. Quant aux moyens de fixation, un petit collier en bois ou en fer fixé à la crèche par le moyen d'une corde, constitue le seul moyen de contention. Si les animaux ainsi fixés essayent de se débattre, il sera prudent de les rassurer, de les calmer par quelques caresses et par l'administration de bons aliments.

IV. Soins à donner de 1 an à 2 ans.— En général, dans le Limousin, on ne garde guère les veaux plus d'un an, si ce n'est ceux qu'on destine aux travaux des champs ; alors comme précédemment, il faut leur donner une nourriture aussi abondante que possible afin de favoriser le développement de la charpente osseuse et de la musculature, pour qu'ils puissent traîner les fardeaux que nécessite l'exploitation de la ferme.

C'est à ce moment aussi que commence le dressage ; au lieu d'atteler ensemble deux jeunes taureaux, il est préférable tout d'abord de les atteler isolément, chacun avec une bête adulte, quel que soit le sexe. Les mêmes précautions devront être prises à l'égard des génisses ; à ces soins il faudra joindre certaines caresses consistant à leur passer la main sur le dos, sous le ventre, à manipuler les mamelles pour que plus tard on puisse les traire sans difficulté. Si elles ne se soumettent pas de prime abord à ces caresses, il faudra leur frotter le front, les yeux et leur donner quelques friandises pour les rendre plus familières.

ELEVAGE ET NOURRITURE DES BÊTES BOVINES

selon leur destination

Une question capitale consiste à spécialiser le régime selon la destination du jeune animal. D'une façon générale, on devra garder, pour l'élevage, les sujets qui présenteront au plus haut degré des jarrets forts, un bassin ample et un corps épais.

A ceux qu'on destine au travail, on administrera autant que possible une nourriture copieuse et alibile qui, sous un volume relativement petit, donnera beaucoup de force et de vigueur sans cependant empâter les animaux. A cause de ceci, *nous proscrivons l'alimentation provenant de terrains secs* et nous conseillons comme habitation une étable bien aérée, fraîche plutôt que chaude, mais complètement exempte d'humidité.

Magne a avancé que pour avoir des animaux durs aux travail, il ne faudrait qu'incomplètement les priver de leurs organes génitaux ; c'est là, à notre avis, une pratique bien peu suivie et qui par sa mise en application n'offrirait pas tous les avantages qu'on semble lui reconnaître. L'émasculation complète n'enlève pas aux jeunes taureaux beaucoup de force musculaire ; ils en possèdent toujours assez pour exécuter les travaux de la ferme.

Malgré que les vaches Limousines ne soient pas réputées comme bonnes laitières, on en rencontre cependant qui ont cette aptitude portée à un très haut degré; alors, si l'on veut spéculer sur cette abondance de lait et l'augmenter en même temps, il faudra donner dès le début, *aux jeunes bêtes des fourrages peu riches en substances nutritives* afin que ces fourrages soient pris en grande quantité. De cette façon, on augmentera la voracité des bêtes qui auront alors de la tendance à prendre beaucoup d'aliments et par conséquent à fournir beaucoup de lait.

Pour ce qui concerne les animaux qu'on veut livrer à la boucherie, le choix n'est pas difficile à faire, car d'habitude on destine à cet usage tout animal difforme ou n'offrant aucun indice d'aptitude au développement voulu pour le travail. Le régime dans ce cas consiste en foin, farineux et racines et tout particulièrement en topinambours.

ELEVAGE DES REPRODUCTEURS

et des bêtes de concours

Après avoir choisi le plus bel animal dans le but de le présenter au concours, on l'y prépare en le laissant téter tout le lait de la mère et si besoin y est, on lui donne une ration de lait supplémentaire. Dans ce cas, il est préférable de laisser le jeune sujet en liberté avec sa mère dans une boxe, de façon à ce qu'il puisse téter souvent et peu à la fois afin de bien se développer, sans pour cela que ses organes digestifs acquèrent un volume exagéré.

Cette façon de faire doit être approuvée sur tous les points ; aussi défie-t-elle toute concurrence de la part des petits éleveurs qui, voulant profiter un peu du lait de la mère, ne peuvent présenter d'aussi beaux sujets et se livrent pour cela assez souvent à un profond découragement. Toutefois, les sujets élevés avec une attention moins scrupuleuse et ne possédant pas un état de graisse aussi grand, ne sont pas plus mauvais pour cela pour la reproduction, car étant moins gras, ils sont plus prolifiques, s'usent moins rapidement quand ils font des saillies rapprochées, possèdent toujours assez d'ardeur et se fatiguent moins les reins et les jarrets. Du reste, le petit propriétaire qui voudra se livrer à l'élevage des reproducteurs pour les concours, fera beaucoup mieux d'améliorer ses élèves par une bonne nourriture et de bons soins que d'acheter des reproducteurs étrangers. Dans le cas cependant où il sera indispensable de faire l'acquisition d'un taureau pour commencer l'amélioration, il faudra faire en sorte d'en élever convenablement les produits en les améliorant progressivement, au lieu de chercher à les perfectionner par ses croisements.

De la castration des mâles. — Pour les sujets mâles ou femelles qu'on ne voudra pas livrer à la reproduction, il sera bon de leur faire subir une opération connue sous le nom de castration, opération destinée à rendre les sujets plus maniables, plus dociles et plus enclins au repos et qui, en évitant les déperditions, les prédisposera à l'engraissement.

Sans nous arrêter aux divers procédés mis en usage pour cette opération, nous devons tout d'abord reconnaitre qu'elle détermine de vives souffrances qui font maigrir les taureaux pendant quelque temps, alors il est préférable de ne pas se livrer à cette opération, si on doit vendre les sujets peu de temps après sa mise en pratique. Ceci dit, examinons à quel âge la castration doit être faite. Il est dans l'habitude de faire châtrer les veaux vers l'âge de 6 à 8 mois, c'est-à-dire quelque temps après le sevrage. Mais il est de fait d'observation que l'animal châtré jeune, subit des modifications dans sa structure ; ainsi le train antérieur diminue, l'encolure s'amincit, la tête devient fine, le poil qui recouvre le front est lisse, les cornes s'effilent, en un mot le mâle revêt les caratères extérieurs de la femelle ; tandis que si la castration n'est pratiquée qu'à un âge plus avancé, c'est-à-dire vers 18 mois ou 2 ans, le veau conserve les attributs de son sexe et possède un avant-train très développé se caractérisant par une poitrine ample, des épaules très musclées, une encolure, une tête et des cornes fortes, organisation qui fait de lui un moteur puissant.

De la castration des femelles. — La castration des femelles a été également indiquée, afin de favoriser chez elles l'engraissement et de leur conserver pendant plus longtemps la production du lait. Sans nous arrêter au manuel opératoire que nécessite cette opération qui, comme celle qu'on pratique sur le mâle, est du domaine de la chirurgie, disons qu'en principe elle ne doit jamais être pratiquée sur les génisses ; c'est tout au plus si elle trouve son application chez les vaches d'un certain âge qu'on destine à la boucherie après le sevrage du veau, pour laisser à la mère la faculté de fournir pendant plus longtemps le lait nécessaire aux usages domestiques. Mais pour que ce but fût utilement rempli, il faudrait que notre race fût meilleure laitière, de sorte que la seule utilité incontestable que nous reconnaissons à la castration de nos femelles bovines, consiste dans la prédisposition à l'engraissement. En effet, comme nous l'avons déjà dit, il entre dans les habitudes de certains éleveurs de faire saillir les vaches quelque temps avant de les pousser à l'engraissement. Comme nous l'avons dit aussi, la fécondation en modérant l'ardeur des femelles, les rend plus douces et favorise l'assimilation des substances nutritives, mais la castration, à ce point de vue, ne laisse rien à désirer, car la nourriture employée à la production du fœtus se transforme facilement en viande chez la vache châtrée et cette viande étant de meilleure qualité, nous aurons tout avantage à y recourir dans les cas nécessiteux. Si la castration peut être différée ou ajournée chez la plupart des vaches qu'on désire livrer à la boucherie, elle doit être rigoureusement appliquée sur les vaches dites taurelières. Ces vaches, en effet, n'engraissent pas ou engraissent difficilement et fournissent dans ce cas une viande de mauvaise qualité, ayant quelque analogie avec celle des étalons livrés à la boucherie sans avoir été émasculés. Alors l'éleveur subit deux pertes : 1° perte de fourrage mal assimilé et qui ne profite pas ; 2° perte sur la valeur vénale, car les bouchers reconnaissent facilement les vaches taurelières et n'en offrent qu'un prix inférieur. Le remède radical consiste donc dans la castration et des faits nombreux attestent en faveur de ces assertions ; ainsi M. Desbans rapporte qu'une vache taurelière tracassait continuellement celles avec lesquelles elle vivait au pâturage et était dans une surexcitation telle que la maladie l'avait mise dans un état approchant du marasme. La castration eut pour résultat de lui faire prendre en peu de temps, beaucoup d'embonpoint ; elle avait perdu l'idée de sauter sur ses camarades ; sa seule occupation était de manger et de dormir.

Nous venons de parcourir toutes les phases par lesquelles les jeunes animaux sont passés avant d'arriver à l'état adulte, il ne nous reste plus qu'à étudier les moyens de les améliorer et de les utiliser au moment où ils ont acquis tout leur développement et cela selon la destination ou les aptitudes ; mais avant, il est bon de jeter un coup d'œil rétrospectif sur l'entretien des des animaux de tout âge, en ce qui concerne le logement, la nourriture.

DES BOUVERIES

Nous aurons beaucoup à dire sur les habitations des animaux de l'espèce bovine, car les bouveries ou vacheries du Limousin, sauf celles de construction récente, laissent bien à désirer au point de vue de l'hygiène. En tout cas, ces étables devront se trouver à proximité de l'habitation du fermier, afin qu'il puisse exercer une surveillance active sur ses animaux ; il est important surtout qu'elles soient dans un lieu sain, bien orienté, afin d'éviter les vents nuisibles, les fortes chaleurs ou les grands froids.

Les animaux viciant une certaine quantité d'air selon leur volume, les étables devront être suffisamment spacieuses pour qu'ils puissent respirer librement et pour que le renouvellement de l'air s'effectue facilement. Il ne faudra jamais craindre de donner aux bêtes de travail et particulièrement aux jeunes, un air aussi vif que possible ; par ce moyen on favorisera les déperditions, il est vrai, mais le sang étant mieux hématosé, fournira aux animaux la vigueur et la force voulue pour effectuer les travaux auxquels ils sont soumis. Il n'en sera pas de même pour les bêtes d'engrais et les vaches laitières, on devra de préférence les tenir dans des étables chaudes afin d'éviter les déperditions et utiliser ainsi tout le calorique à la production de la graisse ou du lait. Toutes ces observations devraient être connues des éleveurs car elles sont basées sur des principes physiologiques qui ne doivent pas nous occuper ici. Dans tous les cas, il faudra bien permettre à l'air de se renouveler quelquefois à moins d'exposer les animaux à vivre dans une atmosphère confinée, impure et souillée par des émanations miasmatiques.

Du reste l'habileté du nourrisseur consistera à combiner l'aérage, la température de l'étable avec la quantité des aliments respiratoires qu'il donnera à ses animaux, afin de retirer le plus grand produit possible en viande et en lait sans, pour cela, nuire à la santé de ceux-ci.

Malgré qu'on ne possède pas de données assez exactes pour préciser la conduite à tenir au point de vue de l'aération, il est tout naturel de songer à ventiler lorsqu'on sent une mauvaise odeur dans l'étable et de tenir autant que possible celle-ci à une température voisine de 18 à 20° au-dessus de zéro. Pour les animaux qui doivent sortir pour le travail, il est prudent de ventiler un peu avant de les mettre dehors afin d'éviter une transition trop brusque.

D'après la disposition des bouveries du Limousin, l'aération est très facile à obtenir et même la ventilation est trop grande dans bien des cas, car dans les granges qui possèdent des portes diamétralement opposées, il y a un courant d'air permanent qui nuit aux animaux qui viennent de travailler et qui offre un obstacle sérieux à la guérison de certaines phlegmasies internes.

Les étables du Limousin sont en général mal tenues, les plafonds sont trop bas et constitués le plus souvent par des planches disjointes qui permettent aux poussières de passer à travers et de souiller ainsi le corps des animaux. — Indépendamment de cela, les plafonds sont tapissés par une grande quantité de toiles d'araignées dont la présence est tout à fait contraire aux règles de l'hygiène, malgré qu'en aient dit certains éleveurs qui prétendent que ces toiles sont autant de filets tendus aux mouches et autres insectes qui ont l'habitude de tourmenter les animaux. Mais si on examine bien ces toiles en été, c'est-à-dire au moment où les mouches sont le plus nombreuses, on remarque qu'une partie tout à fait insignifiante de ces parasites se laisse prendre ; par conséquent, on a grand tort de considérer ces filets comme des préservatifs certains. Il vaut bien mieux dans ce cas tapisser les croisées de l'étable avec des toiles à mailles assez serrées pour ne pas permettre le passage des mouches à travers et laisser ainsi l'étable dans une demi-obscurité sans pour cela mettre obtacle à la ventilation. Indépendamment de la défectuosité du plafond, nous trouvons également dans beaucoup d'étables d'autres dispositions qui nous permettent quelques réflexions. Ordinairement on ne laisse pas assez d'espace pour la place de chaque animal ; d'après Magne, il faudrait réserver 1 mètre à 1 mètre 30 à chaque bœuf selon sa taille et environ 90 centimètres à 1 mètre pour chaque vache. Ces données quoique inférieures remplissent assez bien les conditions contraires dans lesquelles se trouvent ordinairement les animaux qui, en général, sont entassés les uns sur les autres. Cet entassement a l'inconvénient de s'opposer au repos et force souvent les animaux à lancer leurs excréments les uns sur les autres. A ce point de vue, nous croyons être dans le vrai en disant qu'il y a peu de localités où les animaux reçoivent un aussi mauvais pansage qu'en Limousin.

En effet, la vieille routine qui consiste à faire croire aux gens de la campagne que la malpropreté favorise l'engraissement ou l'entretien des bêtes bovines, subsiste encore et est tellement ancrée dans le cerveau des ignorants qu'il est impossible de leur faire comprendre le contraire ; pour ceux-ci l'étrille, la brosse, etc., sont des instruments bannis des usages journaliers. Ce jugement que nous jetons à la face des éleveurs entêtés, doit conserver quelques restrictions au sujet de ceux qui auraient l'intention de faire un bon pansage si les locaux occupés par leurs animaux le leur permettaient. Malheureusement la défectuosité de l'étable rend quelquefois le pansage inefficace, car les animaux étant logés dans un réduit infect où séjournent en quantité plus ou moins grande les matières fécales, se salissent vite au contact de ces fumiers. — Le sol des bouveries doit être imperméable et légèrement incliné afin que le produit des déjections suive cette pente toute naturelle pour se rendre dans une rigole d'une profondeur raisonnable, qui devra être vidée et nettoyée en temps opportun. A cela on nous objetera que l'inclinaison du sol prédispose les vaches pleines au renversement de vagin ou de matrice, mais à notre avis, c'est là une erreur complète que l'observation rend justiciable, car on remarque des affections de ce genre aussi bien sur des vaches qui se trouvent sur un sol horizontal que sur celles qui occupent un sol jouissant d'une pente convenable. Du reste ce qui plaide en faveur de nos assertions, c'est que les éleveurs de la Franche-Comté, des Alpes, de la Hollande et de la Suisse ne craignent pas de faire planchéier leurs bouveries et de réserver à ce plancher une inclinaison raisonnable qui ne provoque nullement les accidents que nous venons de citer. Par mesure de précautions cependant, on peut mettre, quelques jours avant la mise bas, une quantité suffisante de litière, sous le train postérieur de façon à rendre le sol horizontal.

En un mot, les étables devront être aussi spacieuses et aussi bien aérées que possible, disposées de façon à ce que les urines et les matières fécales tombent directement dans une rigole de 0^m 10 de profondeur sur 0^m 20 de largeur, rigole préalablement placée à peu de distance du train postérieur des animaux et allant se déverser dans un réservoir commun, connu sous le nom de fosse à purin. Cette fosse à purin devra à son tour être placée à proximité de l'étable, sans pour cela occuper l'enceinte de celle-ci, afin que les émanations qui s'en dégagent, n'incommodent pas les animaux et ne vicient en rien l'air qui est appelé à pourvoir aux phénomènes de la respiration.

Indépendamment des avantages retirés de ces procédés, au point de vue de l'hygiène, nous en trouvons également de nombreux au point de vue lucratif. En effet, la fosse à purin contenant les principaux éléments fertilisants en tant qu'engrais, nous les y puiserons lorsque le besoin s'en fera sentir, c'est-à-dire, lorsqu'au cours de l'été, le tas de fumier se dessèchera trop vite et aura besoin qu'on lui restitue ce qu'il aura perdu par l'évaporation. Dans ce cas, un pompe aspirante et foulante, portative et aménagée à cet effet, puisera le purin dans la fosse pour le projeter sur le tas de fumier.

Quant aux ouvertures réservées aux étables, leur nombre doit varier selon la grandeur de ces étables, et nous devons considérer qu'il faut deux fenêtres d'une moyenne de 80 centimètres carrés par étable contenant six animaux adultes. La porte de l'étable doit avoir 2 mètres de largeur au moins, afin que deux vaches ou deux bœufs réunis par le joug, puissent passer facilement.

L'étable peut être simple ou double ou même construite d'une façon circulaire, mais dans un cas comme dans l'autre l'aménagement doit toujours être le même. Si on a disposé les fenêtres de façon à ce qu'elles soient opposées les unes aux autres, on ne devra les ouvrir que lorsque les animaux seront dehors, afin de faciliter le renouvellement de l'air ; il faudra prendre des précautions contraires si les animaux restent à l'étable et si surtout, ils viennent d'y entrer après le travail.

Nous n'aurons que deux mots à dire sur les litières qu'on doit fournir aux animaux. En Limousin, la vente de la paille trouvant un débouché facile, on y supplée par l'emploi de feuilles, de bruyères, de genêts, de paille de sarrazin, de mousse, de gazon desséché. Toutes ces matières imprégnées de produits excrémentiels constitutent un engrais de bonne qualité ; mais dans le cas où l'on se trouverait dans l'impossibilité d'employer ces substances, on pourrait utiliser concurremment la sciure de bois, le sable ou tout autre matière minérale sèche.

Il est de nombreuses localités où les bestiaux mangent au ratelier et nous savons que Morel de Vindé a avancé que ces rateliers sont une cause d'avortement, s'ils sont placés trop haut par rapport à la taille des animaux, mais nous n'avons pas à nous arrêter à cette question, puisque en Limousin les animaux prennent leur nourriture d'une façon tout autre, c'est-à-dire lorsqu'elle leur est présentée sur l'aire de la grange. Ce mode de distribution des fourrages nous conduit cependant, à tirer certaines conclusions sur la disposition du sol de la grange. Ainsi, dans les fermes bien tenues, un aménagement tout particulier est réservé aux crèches dans lesquelles on place les aliments ; c'est ainsi que ces crèches sont façonnées avec goût et selon les règles de l'hygiène ; elles sont très vastes pour contenir les aliments secs donnés en grand volume et leur disposition permet d'y placer les boissons sans crainte qu'elles se perdent. Chaque crèche offre une capacité déterminée et permet ainsi à chaque animal de prendre sa ration sans empiéter sur celle de son voisin. Nous ne saurions assez approuver cette disposition, tandis que nous ne pouvons nous empêcher de blâmer la pratique primitive qui consiste à distribuer, sur le sol de la grange, le fourrage arrangé en tas et mis à la portée de tous les animaux de l'étable. De cette façon, les plus gourmands veulent prélever sur la ration de leurs voisins, au risque de leur livrer bataille et alors, indépendamment des accidents qui peuvent en surgir, une partie du fourrage est gaspillée ou ce qui reste, comme les graines de foin par exemple, se perd dans la litière et ne profite à rien.

Malgré qu'il ne soit pas toujours possible d'assigner une place déterminée à chaque animal, il faudra, si faire se peut, loger les animaux de façon à ce qu'ils occupent toujours la même place. Si dans l'espèce animale il est des sujets qui aiment à se trouver toujours dans la même situation, nous devons citer en première ligne les animaux de l'espèce bovine, car il est de fait d'observation qu'une vache, par exemple, se laissera plus facilement approcher ou même opérer si elle est fixée avec sa camarade que si elle est seule, éloignée de la place qu'elle a l'habitude d'occuper.

Indépendamment du logement particulier destiné à chaque bête, un éleveur intelligent et possesseur d'un espace suffisant, fera bien de faire construire à proximité de la bouverie une ou plusieurs boxes destinées à recevoir les vaches pleines, quelques jours avant la mise bas ou tout au moins à recevoir les veaux pendant les quelques temps qui font suite à leur naissance. Nous n'avons pas besoin d'ajouter que ces boxes devront dans ce cas être tenues d'une façon irréprochable au point de vue de la propreté et devront être munies d'une litière très abondante et très sèche.

Au point de vue de l'assainissement des étables, nous n'avons qu'un mot à dire et cela dans un sens général, à moins de nous répéter ou de passer en revue les défectuosités de chaque étable en particulier. Pour nous résumer, disons que la ventilation, l'aération et l'enlèvement des fumiers en temps opportun, sont trois conditions indispensables pour l'entretien bien compris d'une étable. A ces trois conditions, nous devons en ajouter une quatrième qui consiste à supprimer les bouveries situées dans un soubassement qui entretient l'humidité en permanence et cause ainsi inévitablement des maladies nombreuses.

Nous ne devons pas quitter ce sujet sans nous occuper de la nourriture des animaux tant au pâturage qu'à la bouverie.

NOURRITURE DES BÊTES BOVINES

au pâturage

Le Limousin par sa situation topographique est loin d'offrir toutes les ressources des gras pâturages de Normandie par exemple, mais cependant, avec les progrès actuels de l'agriculture, il peut permettre de faire un élevage bien entendu. — Les animaux qui sont mis à l'herbage, trouvent tous les éléments propres à leur développement car, vu la complexité des plantes fourragères contenues dans nos pâturages, les animaux ne peuvent manquer d'acquérir un développement convenable.

Nous n'avons pas à indiquer les règles à suivre pour que le régime du vert soit profitable, mais nous devons signaler les quelques précautions à prendre pour éviter des affections contagieuses aux animaux qui sont appelés à aller pâturer dans les endroits humides et par conséquent marécageux. — Sans nous arrêter aux raisons qui plaident en faveur de nos assertions, nous pouvons dire avec juste raison qu'il est prudent de donner aux animaux une demi-ration de fourrage sec avant de les conduire dans les prairies marécageuses où ils doivent prendre leur repas du matin.

Régime mixte. — Il n'entre guère dans les habitudes des éleveurs du Limousin de fournir aux animaux un régime mixte, c'est-à-dire composé en partie par une ration de fourrage sec donné à l'étable et en partie par l'herbe consommée dans les champs. Du reste, ce genre de régime n'a de raison d'être que dans le cas où l'on veut éviter des accidents, c'est-à-dire lorsqu'on fait passer du régime vert au régime sec et vice versa. Ce régime peut trouver cependant une heureuse application dans le cas où l'herbe de la prairie n'est pas assez abondante, lorsqu'il faut ajouter une ration supplémentaire à l'étable, que cette ration soit composée d'aliments secs ou de racines, comme les betteraves, par exemple.

NOURRITURE DES BÊTES BOVINES

à la bouverie

Il est d'un usage fréquent et généralement admis d'envoyer, pendant la belle saison, les bêtes prendre leur nourriture dans les prairies et de les garder en stabulation permanente pendant la mauvaise saison, c'est-à-dire en octobre, novembre, décembre, janvier, février et mars.

Dans les petites exploitations où le fourrage n'est pas très abondant, les animaux sont mal nourris pendant ces six mois et ne reçoivent au fort de l'hiver qu'une nourriture peu abondante, composée ou de paille ou d'un mélange à parties à peu près égales de paille et de foin ; aussi n'est-il pas rare de voir dans cette saison les animaux maigrir assez rapidement et le lait des nourrices disparaître en grande partie. Dans les fermes mieux tenues et offrant plus de ressources, on ne constate pas ces inconvénients, car s'il y a disette de foin ou de paille, on y supplée par l'administration de rations composées de racines ou de tubercules.

Du reste l'éleveur n'a qu'à gagner en agissant ainsi, car indépendamment du bon entretien de ses animaux, en ce qui concerne l'embonpoint, il obtiendra un fumier abondant et riche en principes fertilisants. Il peut arriver cependant que l'éleveur peu expérimenté soit embarrassé dans la substitution des rations ; dans ce cas, nous pouvons l'aider par des conseils que notre observation nous a permis de mettre en pratique, grâce à des données anciennes,mais fécondes,émanant d'agronomes dont la réputation a été à juste titre fortement appréciée.

Nous ne parlerons pas ici des équivalents nutritifs contenus, d'après les analyses de Boussingault, dans tel ou tel aliment pas plus que des tableaux dressés à cet effet par l'éminent chimiste dont les travaux ont concouru pour une très large part aux progrès de la science agricole. Nous laisserons à l'éleveur le soin de s'adresser aux ouvrages spéciaux qui traitent de la question et nous nous bornerons à indiquer que :

100 kilogrammes de foin peuvent être remplacés par :

87 kgs de regain
ou 88 kgs de trèfle fané
ou 80 kgs de luzerne fanée
ou 360 kgs de paille de céréales
ou 340 kgs de betteraves blanches
ou 300 kgs de betteraves roses
ou 280 kgs de carottes fourragères
ou 250 kgs de pommes de terre

Notre très honorable et très sympathique sénateur, M. le Dr A. Le Play, se basant sur la teneur d'une circulaire de M. le Ministre de l'Agriculture, a recommandé de remplacer : *100 kilogrammes de foin de bonne qualité* par :

170 kgs de paille de céréales d'été (avoine, etc.)
ou 237 kgs de paille de céréales d'hiver (blé, etc.)
ou 149 kgs de paille de légumineuses
ou 150 kgs de paille de colza
ou 150 kgs de paille de balles d'avoine
ou 192 kgs de paille de balles de blé
ou 150 kgs de feuilles fraîches (feuilles d'orme, de peuplier, de frêne, d'acacia, de mûrier, de chêne, de charme, de tilleul, etc.)
ou 80 kgs de feuilles sèches cueillies à l'état vert de ces mêmes arbres
ou 145 kgs de pommes de terre
ou 300 kgs de betteraves fourragères
ou 54 kgs d'avoine
ou 48 kgs d'orge
ou 43 kgs de maïs
ou 43 kgs de seigle
ou 43 kgs de blé
ou 46 kgs de féveroles
ou 45 kgs de pois
ou 52 kgs de son de blé
ou 37 kgs de tourteau de coton décortiqué
ou 40 kgs de tourteau d'arachides décortiquées
ou 45 kgs de tourteau de coprah
ou 45 kgs de tourteau de lin
ou 48 kgs de tourteau d'œillette ou pavot
ou 44 kgs de tourteau de palme
ou 51 kgs de tourteau de colza
ou 43 kgs de tourteau de sésame

D'après ces données, nous voyons facilement que l'éleveur ne doit jamais être à bout de ressources, car s'il y a disette de foin, il peut suppléer à cette denrée par d'autres substances alimentaires équivalentes.

Disons en passant que les aliments ont été divisés en plastiques et respiratoires.

I. Aliments plastiques. — Les aliments plastiques sont ceux qui contiennent en plus grande quantité ou en quantité notable des principes nommés azotés ou albuminoïdes, principes qui sont appelés à réparer les pertes que font les animaux sous forme de matière première comme poils, épiderme, épithélium, mucus, caséum etc. ; ce sont bien là, en effet, des éléments analogues au métal qui sert à former et à réparer la machine ; cela est si vrai que ces principes azotés végétaux se retrouvent avec la même composition dans les tissus des animaux, qu'ils ont contribué à former. Nous devons ajouter qu'à l'imitation des aliments respiratoires, ils s'oxydent en partie pour se convertir en urée, en créatine, produits plus abondants pendant l'exercice que pendant le repos. Parmi les aliments plastiques le plus généralement employés en Limousin pour la nourriture des animaux de l'espèce bovine, nous pouvons citer les feuilles et les tiges de maïs, l'avoine, le sarrazin, le seigle, le froment, les pailles de céréales, le foin de trèfle, le regain et le foin des prairies naturelles.

II. Aliments respiratoires. — Les aliments respiratoires ou principes immédiats neutres ou saccaroïdes et les corps gras, sont exclusivement composés de carbone, d'oxygène et d'hydrogène. Désignés également sous le nom d'éléments thermogènes ou dynamogènes, d'éléments adipogènes, ils agissent dans l'économie d'après leur composition chimique d'une tout autre façon, car d'après la combinaison de leur carbone et de leur hydrogène avec l'oxygène, ils produisent la chaleur animale et la force motrice. Malgré que les aliments saccharoïdes concourent au même but que les corps gras sous le nom commun d'aliments respiratoires, il n'en est pas moins vrai que 100 parties de saccharoïdes contiennent 42 de carbone et 58 d'eau, tandis que 100 parties de corps gras contiennent 79 de carbone, 11 d'hydrogène, 10 d'oxygène et 31 d'eau.

Quoi qu'il en soit de cette différence de composition entre les saccharoïdes et les corps gras, ils concourent au même but et si tel aliment est plus pauvre en saccharoïdes, il est plus riche en corps gras, alors nous n'aurons pas à tenir compte de cette disproportion.

Nous saurons donc désormais que les aliments riches en principes plastiques devront être administrés aux animaux de travail, avec addition d'une petite quantité de saccharoïdes, afin d'obtenir un nombre de calories proportionné à la quantité de la ration et susceptible de fournir la force motrice voulue. Pour ce qui concerne les animaux à l'engrais, on insistera au contraire sur l'administration des aliments respiratoires, afin d'éviter toute déperdition de chaleur animale et d'augmenter en même temps la quantité de graisse.

I. Nourriture d'été. — La nourriture des animaux varie

selon la saison ; ainsi, en été, on met les animaux dans les pacages ou bien on supplée à ce régime par l'administration à l'étable de fourrages verts qui peuvent varier selon la précocité des plantes qui les composent comme le seigle, l'orge ou le farouch, qu'on aura semé à l'automne en prévision des besoins. Quelle que soit la composition, il sera prudent d'y ajouter, pendant les trois ou quatre premiers jours, du foin ou de la paille afin d'avoir un régime mixte et éviter ainsi la météorisation. Néanmoins, toutes les fois qu'on le pourra, il sera bon d'envoyer les animaux dans les herbages, car le vert pris ainsi est bien préférable, vu la variété des plantes qui entrent dans sa composition. Quant à la quantité de fourrage vert à donner, rien n'est bien défini à ce sujet et il entre dans les habitudes de donner ce fourrage à discrétion. La question est encore plus difficile à résoudre lorsqu'on donne le vert à l'étable, mais pour bien juger de la quantité à administrer, nous devons admettre comme principe que les plantes vertes qui ont poussé dans une bonne terre et sous l'influence de pluies fréquentes contiennent beaucoup plus de principes alibiles que celles qui ont poussé dans une mauvaise terre et qui ont souffert de la sécheresse.

II. Nourriture d'hiver. — La nourriture qu'on donne pendant l'hiver consiste généralement dans l'administration de fourrages secs récoltés en été, comme le foin, le regain des prairies naturelles ; mais dans les années de disette, on peut parfaitement ajouter à la ration, la paille d'avoine, de trèfle, de luzerne ou de sainfoin. Dans certaines contrées industrielles, on trouve aussi comme supplément de nourriture les résidus des brasseries, des féculeries, des distilleries d'alcool.

Les environs de Limoges promettent d'être dotés sous peu de produits de la distillation du topinambour. Ces heureuses innovations permettront de nourrir les animaux à bon marché tout en leur fournissant des éléments alibiles de premier choix, éléments qui, à l'imitation de différentes sortes de racines, ont la propriété de rafraîchir l'économie animale, de relâcher les intestins et de maintenir les animaux en bon état de santé.

Nous arrivons enfin à parler de la ration d'entretien, c'est-à-dire de la quantité de nourriture à administrer pour fournir aux organes les éléments nécessaires à leur réparation et à leur bon fonctionnement. Nous examinerons plus tard la ration de production, lorsque nous envisagerons les sujets de l'espèce bovine au point de vue de leur rendement en viande, en graisse ou en lait.

Pour l'instant, nous devons considérer que la ration

d'entretien varie selon la taille, l'âge et la destination des animaux. Sans nous arrêter aux calculs faits à ce sujet et sans citer les chiffres établis, nous pouvons avancer, sans crainte d'être démenti, qu'un taureau de 500 kil. par exemple, exhale en 24 heures plus de carbone qu'un bœuf de 800 kil., donc nous concluons qu'il faudra au premier une plus grande quantité de fourrage qu'au second. Il nous est donc impossible d'établir le poids précis de la ration à administrer, puisque nous savons que la composition chimique des aliments peut varier d'une année à l'autre et même d'une saison à la saison suivante ; alors nos indications ne peuvent fournir que des données approximatives.

Lorsque les aliments sont de premier choix, soit au point de vue de la préparation, soit au point de vue de la conservation, on devra les administrer à discrétion, afin que les animaux en prennent de fortes quantités ; de cette façon on sera sûr que leur instinct suppléera au calcul du chimiste agronome et nous saurons que les animaux qui mangent leur ration avec avidité et qui regardent encore du même côté après l'avoir absorbée, ont reçu une quantité insuffisante quel qu'en soit le poids. Cela est doublement démontré lorsque l'animal ne se couche pas immédiatement après la fin du repas. Si, au contraire, les animaux laissent une partie de leur ration, cela prouve qu'elle est trop copieuse et alors il faudra la diminuer. L'observation de l'agronome est plus judicieuse que tous les calculs qu'on peut faire et cette même observation fera reconnaître facilement s'il y a lieu de changer ou de modifier le régime ; ainsi lorsque le flanc est creux et que les excréments sont mous, il est de toute rigueur de diminuer la quantité de racines ou des autres aliments aqueux ; si, au contraire, les excréments sont durs, fermes et noirâtres, il faut augmenter la quantité des aliments aqueux. Les rations doivent augmenter ou diminuer selon la qualité des aliments qui les composent, selon les travaux que les animaux sont appelés à effectuer ; mais, en thèse générale, nous admettons qu'il est préférable de nourrir plus tôt fortement que maigrement.

Quant à la préparation de la nourriture, elle ne nécessite pas, en Limousin, de soins particuliers comme elle en nécessite dans les pays où cette nourriture est complexe et exige une préparation particulière selon sa provenance. Le foin et le regain sont donnés en nature sans aucun mode de préparation ; il en est de même des racines ou des tubercules ; mais nous devons dire à la honte de beaucoup d'éleveurs que ces denrées sont, en général, administrées dans un état de malpropreté révoltant. Nous avons vu très souvent administrer des tubercules à peine lavés et recouverts par conséquent d'une couche de terre raisonnable additionnée de certaines immondices, comme des toiles d'araignées par exemple. Les fourrages ne sont pas secoués et sont donnés en tas tels qu'on les retire du fenil ; ils sont souillés par la poussière, la moisissure ou par d'autres cryptogames provenant de leur fermentation. Nous ne saurions donc trop conseiller aux éleveurs de faire agiter les fourrages avant de les administrer, afin de les débarrasser de la poussière qu'ils contiennent et d'éviter ainsi aux animaux des toux fréquentes et souvent préjudiciables.

Maintenant que nous avons étudié le mode d'application des règles de la zootechnie en ce qui concerne, d'une façon générale, l'élevage des animaux de l'espèce bovine en Limousin, nous allons faire une application rigoureuse de ces connaissances au sujet de la destination que chaque animal est appelé à subir selon son âge et ses aptitudes. Nous n'avons pas oublié que les animaux de la race bovine Limousine possèdent à un très haut degré deux aptitudes : 1° l'aptitude au travail et 2° l'aptitude à l'engraissement. C'est à ce double point de vue que nous allons faire une étude aussi complète, mais aussi simple que possible, nous réservant le droit de dire un mot au sujet de la troisième aptitude, c'est-à-dire la production du lait.

Ne voulant pas nous éloigner de cet ordre d'idées, nous allons tout de suite étudier l'application des règles de l'hygiène du bœuf et de la vache de travail.

CHOIX ET SOINS A DONNER

aux animaux de travail

Nous devrons choisir pour cette destination, les sujets dont la charpente osseuse et la musculature sont très développées, mais nous devrons surtout attacher de l'importance à l'ampleur de la poitrine et à la largeur des articulations. Nous devrons également appareiller des sujets de constitution identique, afin que la force à déployer soit bien répartie. On devra donner aux animaux de travail un régime mixte, car si on les nourrit exclusivement avec des fourrages verts et notamment avec des légumineuses, on les expose à transpirer abondamment et par suite à maigrir assez rapidement. Il sera, dans ce cas, très prudent de les nourrir fortement, car la quantité de nourriture qui ne sera pas utilisée dans la production du travail, servira au développement des muscles et fournira un fumier plus riche qui engraissera mieux les terres. Il sera aussi de toute nécessité d'accorder assez de temps aux animaux pour la préhension des aliments afin qu'ils puissent les ruminer en se reposant. — Nous savons aussi que les repas peu copieux mais rapprochés sont favorables en ce sens que la nourriture est mieux élaborée et qu'on évite ainsi des indigestions.

Nous ne dirons qu'un mot au sujet du harnachement des animaux de travail. — Dans certaines localités, on leur donne un collier et dans d'autres on les harnache comme on le fait pour les chevaux. Il est de fait d'observation que les animaux ainsi attelés déploient plus de force et sont plus alertes que lorsqu'on les attelle au joug ; mais à côté de ces avantages, se rangent les inconvénients de l'entretien du harnachement et de ses complications, de sorte que nous sommes partisan du joug tout en demandant une amélioration dans sa construction.

Ainsi, on devrait faire rembourrer les parties de l'instrument qui sont appelées à être en contact direct avec la tête ; de cette façon on éviterait certains accidents, comme les excoriations de la nuque et sûrement le catarrhe des cornes ou la méningite, affections si souvent dues aux secousses que l'animal ressent, en traînant son fardeau dans les chemins raboteux, par les commotions que le timon du véhicule imprime au joug et par suite aux cornes. Dans certains pays on se sert de guides pour conduire les animaux ; ainsi, dans le Midi, on fait à l'extrémité d'une corde un nœud coulant qu'on passe à la base de l'une des oreilles du bœuf ; le bouvier en tirant l'extrémité libre de la corde, provoque une compression de l'oreille et force l'animal à tourner du côté où la compression est exercée. En Limousin, on simplifie cette façon de faire et un simple aiguillon sert à donner aux bœufs la direction que l'on veut obtenir.

Nous ne citerons que pour mémoire les instruments qui servent à fixer les animaux à l'étable ; les uns sont de simples colliers en bois ou en cuir et les plus en vigueur sont les chaînes de fer qui servent à embrasser l'encolure et qui présentent ainsi des avantages incontestables.

Un agriculteur intelligent fera bien de faire ferrer ses animaux en temps voulu à moins de s'exposer à les voir boiteux lorsqu'ils seront appelés à marcher sur un sol rocailleux. A l'imitation de Mathieu de Dombasle, nous conseillerons de les faire ferrer des quatre pieds, car cette précaution est absolument indispensable pour les bœufs dont on veut retirer un service constant.

Quoi qu'en ait dit Magne dans sa description sur le bœuf Limousin, la direction des cornes n'est pas défectueuse et il est rare qu'on soit obligé de faire l'amputation d'une ou des deux cornes pour faciliter la fixation au joug pour l'appareillement. La cause de l'amputation partielle de ces appendices, qu'on observe quelquefois, ne vient pas d'une direction défectueuse de ces organes, mais bien d'une pratique stupide de la part de certains ignorants qui prétendent que cette opération est d'une efficacité sérieuse dans la guérison de certaines maladies imaginaires. Si l'amputation des cornes est faite sans raison par les éleveurs peu intelligents, il n'en est pas de même de l'amputation des onglons, car souvent ces organes acquièrent une longueur démesurée par suite d'une stabulation prolongée. Alors on conçoit très bien que la section régulière doive en être faite à moins de voir les animaux gênés pendant la locomotion par la défectuosité de leurs aplombs.

DRESSAGE DES ANIMAUX DE TRAVAIL

Pour ne pas nous répéter, nous n'indiquerons pas les moyens à mettre en pratique pour dresser les animaux de travail ; nous ne parlerons pas non plus de leur mode d'attelage, mais nous dirons en passant qu'il est toujours bon de leur administrer quelques friandises accompagnées de caresses, afin de les familiariser ainsi, non seulement avec les exigences des travaux qu'on leur demande, mais aussi avec la personne qui est apppelée à les conduire. Il ne faudrait pas exiger des animaux trop à la fois, mais leur faire comprendre peu à peu ce qu'on leur demande ; ainsi, dès les premiers jours du dressage, on se contentera de placer le joug sur la tête des animaux et de l'y laisser pendant deux ou trois heures. Quelques jours après, on fera promener la bête ainsi fixée et enfin on lui fera traîner une voiture vide et puis ensuite une voiture plus ou moins chargée.

Toutefois, il sera prudent de faire subir le dressage même aux animaux qui sont appelés à avoir une tout autre destination ; dans bien des cas, ces animaux pourront constituer des attelages supplémentaires.

Puisque nous sommes en même d'examiner l'amélioration des animaux adultes selon leur destination, nous ne pouvons passer outre sans parler des vaches laitières.

Nous avons déjà dit que la production du lait constituait dans notre race une aptitude bien inférieure aux deux autres. Cela se comprenait à l'époque où les animaux étaient mal nourris, mais aujourd'hui les progrès de l'agriculture ont réparé cet état d'infériorité.

Des concours de vaches laitières ont été créés et il nous a été permis d'admirer de très beaux spécimens qui peuvent rivaliser avec les vaches citées bonnes ou très bonnes laitières telles que les Cotentines, les Hollandaises, les Parthenaises, les Bretonnes.

Nul doute que ce progrès réalisé en partie ne continue de s'affirmer, mais, en attendant qu'il soit généralisé, nous avons à nous occuper du choix des vaches laitières prises dans les autres races.

CHOIX DES VACHES LAITIÈRES

Les avis sur ce point sont partagés, c'est ainsi que certains éleveurs en accordant la préférence aux bêtes à poitrine étroite, ont affirmé ensuite qu'en les logeant dans des étables à moitié éclairées et en évitant ainsi une déperdition de calorique dans la combustion de l'hydrogène avec le carbone on favorisait la lactation ; d'autres au contraire ont avancé que les bêtes bien logées et possédant une ampleur de poitrine raisonnable, offraient une production assurée en lait. Nous sommes partisan de cette dernière idée, car les observations journalières plaident en faveur de cette assertion.

Les meilleurs observateurs ont avancé avec raison que le développement excessif des veines de l'abdomen, du pis, et du périnée, étaient des causes d'une abondance de lait. Cela est très vrai, car nous savons que ces veines sont appelées à conduire le sang vers le cœur, lorsque ce liquide a fourni aux mamelles les éléments de nutrition et de fonctionnement. Or, plus ces veines sont grosses, plus elles sont appelées à contenir de sang ; or, plus ce liquide est abondant, plus grande a été la quantité qui a servi à alimenter les glandes mammaires et, par conséquent, plus la sécrétion du lait est abondante. — Un agriculteur très distingué, M. Guénon, a signalé à ses collègues la présence, sur le trajet compris entre la vulve et les mamelles, d'un épi ou écusson, sorte de plastron hérissé par des poils allant de bas en haut ; cet auteur a même tenté de classer les vaches en très bonnes, bonnes et mauvaises laitières, selon que cet épi était plus ou moins développé. Pour notre compte personnel, nous avons remarqué le grand développement de cet écusson sur certaines vaches qui n'en étaient pas moins mauvaises laitières. Il ne faudrait cependant pas confondre cet épi avec deux d'autres qui peuvent exister simultanément ou isolément sur le tiers supérieur ou postérieur des cuisses ; ces épis, assez communs sur les vaches limousines, dénotent, d'après plusieurs observateurs, la disparition rapide du lait, aussitôt après une nouvelle fécondation.

Tout en respectant les opinions d'éleveurs très autorisés, nous estimons que pour faire un choix judicieux des meilleures nourrices, il faut surtout prendre en considération la question d'hérédité. En effet, personne ne peut nier qu'une mère étant bonne nourrice, cède facilement cette qualité à ses descendantes.

Les vaches laitières doivent être, comme les autres animaux de la ferme aussi bien logées et aussi bien pansées que possible, malgré que l'air vif et sec facilite l'évaporation de certains éléments par les bronches et par la peau. Toutefois, bien que l'air frais et les étables bien éclairées favorisent la combustion de l'hydrogène avec le carbone et diminuent ainsi la température du corps et par suite la production du lait, nous conseillerons néanmoins de placer les vaches nourrices dans des logements bien aérés. La diminution du lait n'est pas très appréciable et les mères et les produits se trouvent dans des conditions analogues à celles pour lesquels la nature les a créés.

Nous ne pouvons terminer sans dire un mot sur la nourriture qu'on doit donner aux vaches nourrices.

Nourriture des vaches nourrices. — Rappelons d'abord que cette nourriture doit être aussi abondante que possible, car ce qui ne profitera pas à la mère profitera au petit en lui fournissant une quantité de lait suffisante pour le développement de ses organes. Laissant à dessein de côté la question théorique des équivalents chimiques contenus dans les aliments, nous sommes d'avis de conseiller l'administration d'aliments aqueux lorsqu'on voudra obtenir du lait en grande quantité, tout en faisant remarquer que, dans ce cas, le lait est plus aqueux et moins chargé de crème, tandis que le contraire se passe lorsqu'on administre des aliments secs. Dans un cas comme dans l'autre, il est prudent d'examiner la nature des aliments qu'on est appelé à administrer ; ainsi, certaines plantes irritantes, comme l'euphorbe, les renoncules, l'aconit, le colchique, la staphysaigre, l'hellébore, etc., etc., en produisant une purgation, diminuent la quantité de lait. Les moisissures communiquent à ce liquide des propriétés nuisibles à l'homme et aux animaux, tandis que certaines plantes assaisonnantes, comme le thym, la sauge, le fenouil, le romarin par exemple, servent à parfumer le lait.

La nourriture d'été et la nourriture d'hiver se composeront, comme pour les autres animaux, d'aliments variés selon qu'on se proposera d'obtenir peu de lait et beaucoup de crême ou beaucoup de lait et peu de crême.

Hygiène des vaches laitières. — Au point de vue de la traite, nous n'avons rien à dire, car tout propriétaire intelligent doit laisser téter au jeune sujet tout le lait de la mère, afin que le nourrisson soit plus précoce. On réalise par ce moyen de plus grands bénéfices que si l'on utilisait le lait pour les besoins domestiques.

Du reste, lorsque ces besoins sont impérieux, il est préférable d'acheter une vache laitière qu'on peut revendre ensuite tout en réalisant dans bien des cas de petits bénéfices. Ceci dit, nous ne pouvons nous empêcher de nous élever contre la malpropreté du pis ; effectivement, qu'on ait à traire la bête ou bien que le veau soit seul chargé de cette opération, il est toujours bon de tenir les mamelles dans un état de propreté aussi grand que possible en faisant des lavages à l'eau froide et de préférence avec de l'eau de rivière.

Les vaches laitières peuvent nécessiter par suite de maladie, un traitement plus ou moins sérieux, selon la gravité de l'affection, alors le propriétaire devra demander l'avis du vétérinaire et l'homme de l'art devra s'arranger de façon à traiter sans s'adresser à la saignée, aux exutoires, aux purgatifs, aux diurétiques etc, autant de causes qui peuvent diminuer la sécrétion du lait.

A propos de ce liquide, faisons remarquer qu'il peut subir des altérations, tant au point de vue de sa composition chimique qu'au point de vue de ses caractères physiques. Ainsi, indépendamment des globules de pus par exemple qu'il peut contenir dans certains cas pathologiques, il peut aussi revêtir la couleur bleue, jaune, verte, rouge plus ou moins foncée. A ce moment là, c'est au vétérinaire qu'il appartient de juger de la gravité de l'affection en en retranchant la cause et en y portant remède.

Nous venons de parcourir les phases par lesquelles on doit faire passer les animaux jusqu'à la terminaison de leur carrière, c'est-à-dire jusqu'au moment où on va les préparer pour la boucherie.

ENGRAISSEMENT DES JEUNES ANIMAUX

Ordinairement on soumet à l'engraissement les animaux adultes ou bien ceux qui, trop avancés en âge, ne peuvent plus fournir le travail nécessaire à l'exploitation de la ferme ; néanmoins il arrive quelquefois qu'on soumet à l'engraissement de jeunes veaux ou de jeunes taurillons ; c'est par l'étude de leur mode d'engraissement que nous allons commencer.

Quoique d'une importance secondaire pour notre pays, qui est essentiellement un pays d'élevage, nous pouvons dire que le meilleur moyen à mettre en pratique pour engraisser les jeunes veaux, consiste à leur laisser téter tout le lait de la mère. C'est ce qui constitue l'engraissement par l'allaitement naturel, mais à ce genre d'engraissement on peut ajouter l'engraissement par l'allaitement artificiel qui consiste à faire avaler au jeune sujet une ration de lait supplémentaire additionnée de farineux par exemple ou de pain, de pommes de terre ou de grains cuits.

Etant admis, comme nous l'avons déjà dit, qu'il faut 8 litres de lait pour produire 1 kg. d'accroissement et en supposant que cet accroissement consiste en 1 kg. de viande, il est certain qu'il est préférable, pour obtenir ce même accroissement, d'employer pour le régime des substances moins chères que le lait, comme les farineux, les tourteaux, les résidus de distillerie etc. Ainsi 1 kg. de viande de veau de lait se vendant ordinairement 1 fr. 75 et 8 litres de lait valant dans nos principales localités 2 fr. au moins, il s'ensuit que pour produire pour 1 fr. 75 de viande il faudra dépenser pour 2 fr. de lait, de là une perte de 0,25 par chaque kg. de viande. L'engraissement par l'allaitement naturel n'aura donc sa raison d'être que lorsqu'on se trouvera dans l'impossibilité de vendre le lait ou de l'utiliser pour tout autre besoin.

Quant à l'engraissement des bouvillons et des génisses, il faut commencer de le pratiquer immédiatement après le sevrage, après avoir enlevé les organes génitaux des mâles par bistournage ou de préférence par ablation des testicules. L'engraissement se fera d'autant mieux qu'on placera les animaux dans des étables ou dans des loges à température moyenne et pourvues d'une litière abondante. C'est surtout sous l'influence d'une température douce et uniforme que se développent les fortes masses de chair, or, plus l'engraissement est rapide, plus il est lucratif.

La nourriture des animaux en question consistera en des mélanges aussi économiques que nutritifs, comme les farines des légumineuses ou des graminées, les menues pailles hachées, les racines etc., lorsqu'on veut obtenir un développement des muscles. Au contraire, on administrera les fèves, les graines oléagineuses, les tourteaux de lin, de colza, d'amendes de noix, etc., lorsqu'on veut obtenir un développement du tissu graisseux. En tout cas, on ne devra pas oublier que les aliments riches en principes plastiques favorisent la croissance des jeunes animaux et leur sont plus profitables qu'aux animaux adultes.

CHOIX DES ANIMAUX

que l'on veut soumettre à l'engraissement

En Limousin, où généralement on n'engraisse les animaux que lorsqu'ils sont incapables de rendre des services, on n'a pas à se préoccuper d'en faire le choix, mais il en est tout autrement lorsque, par suite de l'abondance des aliments qu'on a récoltés, on veut acheter des animaux pour les leur faire consommer. Dans ce cas, l'attention du nourrisseur doit se porter du côté des qualités à rechercher chez l'animal qu'on destine à l'engraissement ; c'est pour cela qu'on devra examiner les formes, la taille, le tempérament et l'âge.

Au point de vue des formes, il faudra s'attacher à rechercher une poitrine ample, des lombes longues et larges, une croupe ample, des cuisses épaisses et surtout un squelette léger muni, d'une encolure peu développée et d'une tête fine. Ordinairement, les animaux qui possèdent cette harmonie dans leur constitution, sans s'engraisser plus rapidement, acquièrent une plus grande quantité de graisse et plaisent évidemment mieux à l'œil que les bêtes mal conformées.

La taille des animaux qu'on destine à l'engraissement n'a rien de commun avec cette destination et cette taille ; qu'elle soit petite ou grande, les animaux n'ont pas plus ainsi qu'ainsi de disposition à prendre de l'embonpoint, mais il est prudent d'acheter des sujets bien développés, lorsqu'on a une grande quantité d'aliments à leur fournir et d'accorder la préférence aux animaux de plantes vertes, tubercules, résidus des huileries, sucreries, distilleries de grains ou de graines, etc.

Quelle que soit celle de ces substances qu'on doive employer, il n'est pas sans importance de reconnaître qu'une quantité d'eau d'environ 70 à 80 litres par jour est nécessaire, surtout lorsqu'on emploie le foin, la paille, les produits des huileries. Le foin ne peut pousser à un engraissement complet qu'autant qu'il sera additionné d'autres matières alimentaires, comme les betteraves, les topinambours, par exemple, ou de farineux comme le son, la farine d'orge. — La paille, contenant une notable quantité de principes respiratoires, pourra être utilisée pour l'engraissement des animaux ; elle sera d'autant plus profitable qu'on la mélangera avec des aliments aqueux ou des matières pulpeuses chaudes. Quant aux résidus des huileries, des distilleries de betteraves, de topinambours ou de grains, nous n'en parlerons pas, puisque notre pays ne possède jusqu'ici qu'une seule de ces industries, dont le fonctionnement laisse à désirer. Nous ne dirons rien non plus de l'engraissement par les graines oléagineuses, les huiles, les graisses qui sont en vogue dans certains pays et produisent un engraissement prompt ; ces substances ne donnent cependant qu'une viande trop chargée de graisse et dépréciée pour cela par certains consommateurs. — Le foin, la paille, les racines, les tubercules, les farineux constitueront donc le régime à employer pour l'engraissement des animaux, mais nous conseillerons à l'éleveur d'ajouter à ces denrées des grains et des graines qu'on cultive déjà comme le maïs, l'avoine, les pois, le sarrasin, le seigle, le blé. — Dans tous les cas, lorsqu'on sera outillé en conséquence, il sera bon de faire cuire les grains, les racines, etc., afin d'administrer ces aliments encore chauds aux animaux. De cette façon, en entretenant la température du corps vers 38°, on évitera une déperdition de principes hydrocarbonés et on favorisera ainsi la formation de la graisse ; de plus, les grains étant plus ramollis, seront plus facilement assimilables. Enfin, en alternant la distribution de ces divers aliments ou en les mélangeant ensemble, les animaux les prennent plus volontiers ; on devra faire prédominer les uns ou les autres, selon qu'on voudra obtenir de la viande au détriment de la graisse et vice versa. Ainsi, dans le nord de la France où l'on veut beaucoup de graisse, on se sert de graines oléagineuses ou de tourteaux de lin, de noix, par exemple, tandis que dans le reste de la France où l'on préfère une viande ferme, moins chargée de graisse, les prononcé et qu'on doive y remédier par une alimentation composée de grains, de graines ou d'un très bon herbage, il sera bon de renoncer à l'achat, car dans cet état, les animaux consommeraient trop de nourriture avant d'être arrivés à un état d'embonpoint satisfaisant pour la boucherie. Il sera donc préférable, dans ce cas, d'acheter des animaux demi-gras.

Le milieu dans lequel se trouveront les sujets nouvellement achetés joue un grand rôle, car il est de fait d'observation qu'un animal passant d'une contrée peu fertile dans une contrée plus fertile, engraissera forcément, ne lui donnerait-on qu'une ration égale en volume à la ration qu'il recevait primitivement.

La méthode qu'on met en pratique pour l'engraissement n'est pas sans avoir de l'influence sur les résultats qu'on est appelé à obtenir. Ainsi, lorsqu'on veut engraisser les animaux dans les pâturages, il est bon d'en acheter ayant déjà été préparés à ce genre de nourriture. Par contre, si on fait l'acquisition d'animaux usés par un travail pénible, l'engraissement sera bien plus favorable si on garde ces animaux à la bouverie. S'il est possible de tirer des conclusions presque mathématiques en ce qui concerne l'engraissement raisonné du bœuf, il n'en est pas de même lorsqu'il s'agit d'engraisser les vaches ; en effet, celles notamment qui viennent souvent en chaleur n'engraissent que difficilement et les taurelières n'engraissent qu'à la longue, sous l'influence d'un bon régime administré avec persévérance. Mais puisque aussitôt qu'une bête est fécondée elle est prédisposée à l'engraissement, il faut la faire saillir ou la faire châtrer pour la livrer plus tôt au couteau du boucher.

Les étables où doivent séjourner les animaux destinés à la boucherie doivent se trouver dans des conditions hygiéniques irréprochables. Si leur disposition permet de les convertir en loges, le propriétaire, comme l'a fort bien dit M. Warnes, n'aura qu'à y gagner, car les sujets, étant en liberté dans leur loge, conserveront mieux leur gaîté et auront beaucoup de propension à l'engraissement.

ALIMENTATION DES BÊTES

soumises à l'engraissement

Les aliments qu'on donne ordinairement aux animaux à l'engrais consistent généralement en foin, paille, sultats par l'administration quotidienne dans les aliments d'une petite quantité de graines de moutarde ou de fenugrec.

Indépendamment de ces condiments qu'on doit employer, lorsqu'il y a paresse de l'estomac, il est d'autres moyens à mettre en pratique pour favoriser l'engraissement et nous plaçons dans cette catégorie les bains, les lavages qui relâchent les fibres musculaires et évitent en même temps les démangeaisons. Certains éleveurs, comme le dit Magne, emploient le tondage pour favoriser les fonctions de la peau et éviter les maladies cutanées ; nous ne saurions trop partager cette façon de faire, car ces avantages sont contrebalancés par un inconvénient sérieux : la déperdition du calorique qui occasionne un ralentissement dans l'engraissement. Au tondage, nous préférons un bon pansage qui malheureusement est trop négligé en Limousin. La saignée donne de bons résultats lorsqu'on la pratique sur les animaux un peu maigres, à poil piqué, à peau adhérente, c'est-à-dire à cuir pris. On comprend très bien que, dans ce cas, en affaiblissant l'organisme par cette saignée peu copieuse, on augmente la force d'assimilation des principes alibiles contenus dans les aliments. Il serait imprudent, en effet, de la pratiquer sur des bœufs déjà gras et ne devant pas recevoir plus de nourriture qu'ils n'en ont déjà reçu, à moins de s'exposer à enlever au sang les éléments puisés dans les aliments que les sujets ont reçus depuis le début de l'engraissement.

Une fois que l'engraissement est complet, il faut considérer que les animaux sont plus fragiles qu'en temps ordinaire, aussi faut-il les surveiller attentivement, car ils sont dans une situation voisine de l'état maladif, de sorte que beaucoup de maladies ont plus de prise sur eux que sur ceux qui sont dans un état moyen d'embonpoint. Du reste, il est de fait d'observation que les épizooties les plus meurtrières ont pris naissance dans des troupeaux de bêtes grasses. Quoiqu'il en soit, lorsque les animaux sont gras, il faut éviter de les faire voyager, car les marches les fatiguent beaucoup et les font dépérir rapidement ; ainsi on a pu calculer qu'un bœuf bien gras peut perdre environ 950 grammes de son poids par kilomètre parcouru.

Tous les animaux n'engraissent pas au même degré et il est alors permis de les distinguer en très gras, en gras, en chair, et en bon état, selon leur degré d'embonpoint. Cependant, cet état est quelquefois difficile à évaluer même par les personnes les plus expérimentées, car il en est dont la graisse est extérieure, ce sont ceux qualifiés de gras en dehors ; d'autres, au contraire, sont gras à l'intérieur et qualifiés de gras en dedans ; enfin les sujets à formes régulières paraissent toujours plus gras qu'ils ne le sont en réalité.

L'appréciation de l'état de graisse des bœufs est surtout nécessaire au point de vue des progrès de l'engraissement, car l'éleveur peut alors se rendre compte s'il y a lieu d'augmenter la ration ou de changer la nourriture en la variant au besoin.

Quant à la connaissance de l'état de graisse au point de vue de la vente, la bascule est l'instrument qui donne les indications les plus précises. Mais à défaut de cet instrument on peut se servir du mesurage au moyen du cordon de Dombasle ; cet habile agriculteur, a, en effet, dressé un tableau où il fait correspondre le poids de l'animal au diamètre du thorax ; il a également indiqué le principe à suivre pour la mensuration. Ces données, quoique bonnes, ne sont pas aussi fidèles que celles que fournit la bascule.

Stephens a raisonné la question mathématiquement en établissant des carrés ou des parallélogrammes dans lesquels il fait figurer des images de bœufs. Tout cela ne fait que confirmer la rectitude des lignes et la régularité des aplombs, mais, à notre avis, ce sont là des questions trop théoriques qui ne peuvent guère concorder avec la conformation des animaux de la race Limousine. Du reste, nous avons vu des sujets très gras qui certainement ne pourraient remplir l'encadrement établi par l'auteur.

Magne, dans son traité sur l'hygiène des animaux d'engrais, s'est occupé des points qui fournissent des données assez exactes sur l'état des bêtes de boucherie ; nous voulons parler des maniements. Nous laisserons à dessein cette question de côté, considérant qu'elle est plutôt du domaine de la boucherie que du domaine de la zootechnie. Nous ajouterons pour mémoire que le rendement en viande du bœuf Limousin est en moyenne de 65 0/0 et que cette moyenne occupait jadis le septième rang parmi nos principales races Françaises.

Nous croyons avoir envisagé, dans l'exposé que nous venons de faire, toutes les questions relatives à l'élevage du bœuf en Limousin, ainsi que tous les moyens propres à l'amélioration de notre race. Nous aurions pu nous étendre davantage sur certains points, mais c'eût été du superflu, car les données que nous venons de mettre en lumière sont bien suffisantes et ceux des agriculteurs qui les ont mises en pratique ont transformé la race ou ont, du moins, amélioré considérablement ses aptitudes, et cela est si vrai qu'il est impossible de reconnaître les types de l'ancienne race lorsqu'on les compare aux types de la nouvelle, améliorée par l'hygiène, la sélection et la bonne nourriture.

SUPÉRIORITÉ DE LA RACE LIMOUSINE

Le Limousin, étant boisé sur une assez grande surface, offre aux éleveurs une ressource considérable pour l'alimentation de leurs animaux pendant les années où une sécheresse prolongée mettrait obstacle à la production du fourrage. D'autre part, les regles générales de l'élevage précédemment édictées et mises en application sévère, font que notre race peut lutter courageusement avec les races Normande, Nivernaise, Charolaise et cette autre tant redoutée : *la race de Durham.*

Nous ne nous étendrons pas davantage sur ce sujet, car le concours d'Anvers et les divers concours du *palais de l'industrie,* où des prix d'honneur ont été distribués aux spécimens de la race bovine Limousine, plaident en notre faveur et confirment nos dires. Le marché de la Villette ne reste pas non plus muet sur la supériorité de la race bovine Limousine.

Epigraphe : *Age quod agis* (fais ce que tu fais).

J. RIVET

Médecin-vétérinaire, à Limoges ;
chevalier du Mérite agricole ;
lauréat de plusieurs sociétés savantes.

Limoges, le 5 décembre 1895.

APPENDICE

L'initiative privée a joué un grand rôle dans l'amélioration de l'espèce bovine du Limousin, mais les institutions agricoles dans notre département ont aussi puissamment contribué à rendre la race florissante et prospère.

Parmi ces institutions nous devons citer : la Société d'agriculture, le Herd-book. le Syndicat des Agriculteurs de la Haute-Vienne, le comice agricole, le comice agricole particulier des animaux de la race Limousine ; le concours d'animaux gras, autant d'organisations diverses qui ont à leur tête des agronomes distingués dont le dévouement est sans bornes, nous voulons parler de nos très honorables et très sympathiques sénateurs, Messieurs A. Le Play et E. Teisserenc de Bort, auxquels nous sommes heureux, s'ils veulent bien nous le permettre, d'adresser nos très sincères et très respectueux hommages.

J. RIVET

Limoges, le 5 décembre 1895.

TABLE DES MATIÈRES

www.ingramcontent.com/pod-product-compliance
Ingram Content Group UK Ltd.
Pitfield, Milton Keynes, MK11 3LW, UK
UKHW021819190726
13853UKWH00003B/1065

9 782329 607481